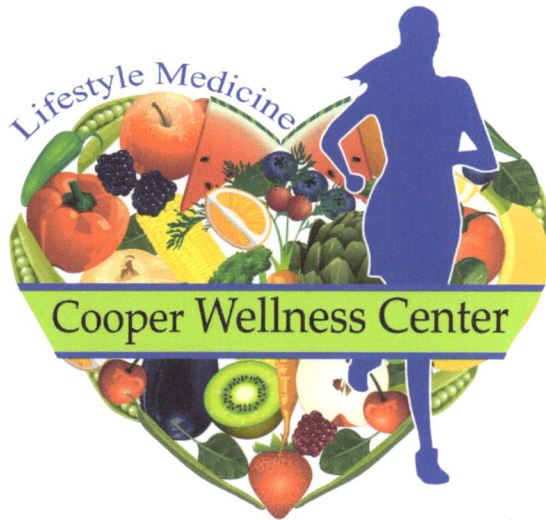

Lifestyle Medicine

Cooper Wellness Center

EJERCICIO Y NUTRICIÓN

MANUAL DE TRABAJO

DESCARGO DE RESPONSABILIDAD MÉDICA:

El objetivo de este manual es educarlo, inspirarlo y capacitarlo para realizar cambios en el estilo de vida que lo impulsarán a una vida más saludable, más feliz y más plena. Debe usar la información recibida en este manual sabiamente. Siempre consulte con su proveedor de atención médica primaria si tiene preguntas o inquietudes. La información presentada aquí debe usarse para complementar, no reemplazar, el consejo médico de su proveedor de atención médica primaria.

La información, las ideas y las sugerencias de este libro no pretenden sustituir el asesoramiento médico profesional. Antes de seguir cualquier sugerencia contenida en este libro, debe consultar a su médico personal. Ni el autor ni el editor serán responsables de cualquier pérdida o daño que supuestamente surja debido a su uso o aplicación de cualquier información o sugerencia en este libro.

Cooper Wellness y Prevención de Enfermedades Center
3604 N. McColl Rd. McAllen, TX 78501
www.CooperWellnessCenter.com

ISBN: 9781733165464

CONTENIDO

BIENVENIDOS AL BIENESTAR!

Una vez más, nos complace que se haya unido al Programa de bienestar y prevención de enfermedades de la doctora Cooper. Estamos comprometidos a prevenir y reducir las enfermedades crónicas a través de la medicina del estilo de vida. Innumerables personas han utilizado este programa y les está yendo bien. Este libro es un complemento del Manual de conferencias del Programa de bienestar y para obtener los beneficios máximos para la salud, estos libros deben usarse juntos. Debe utilizar las recetas y las rutinas de ejercicio como guías a medida que desarrolla hábitos más saludables.

Recuerde siempre que: "La buena salud es una elección y no un destino" por lo tanto, para mantener el cambio por el resto de su vida, haga lo siguiente diariamente:

- ❖ Consume una cantidad abundante de vegetales de todos los colores.
- ❖ Consume de cuatro a cinco porciones de frutas.
- ❖ Consuma al menos tres porciones de granos enteros.
- ❖ Agregue pequeñas cantidades de semillas (chía, lino, calabaza, girasol, etc.) a su comida.
- ❖ Consume un puñado de nueces.
- ❖ Consuma de dos a tres porciones de legumbres.
- ❖ Realice 30 minutos de ejercicio moderado al menos 5 veces por semana.
- ❖ Confíe en Dios y cultive una mentalidad positiva.
- ❖ Beba 8 vasos de agua, como mínimo.
- ❖ Duerma en promedio de 7 a 8 horas y descanse un día a la semana.
- ❖ Persevere hasta lograr su objetivo.

Recetas Veganas Saludables

La mayoría de los médicos practicantes confiesan que no se enfatizó en la nutrición durante su entrenamiento médico. Sin embargo, usar la comida como medicina y concentrarse en un estilo de vida saludable ahora se está convirtiendo rápidamente en el estándar de oro en el tratamiento a pacientes con enfermedades crónicas, como la diabetes, enfermedades del corazón, hipertensión e incluso el cáncer.

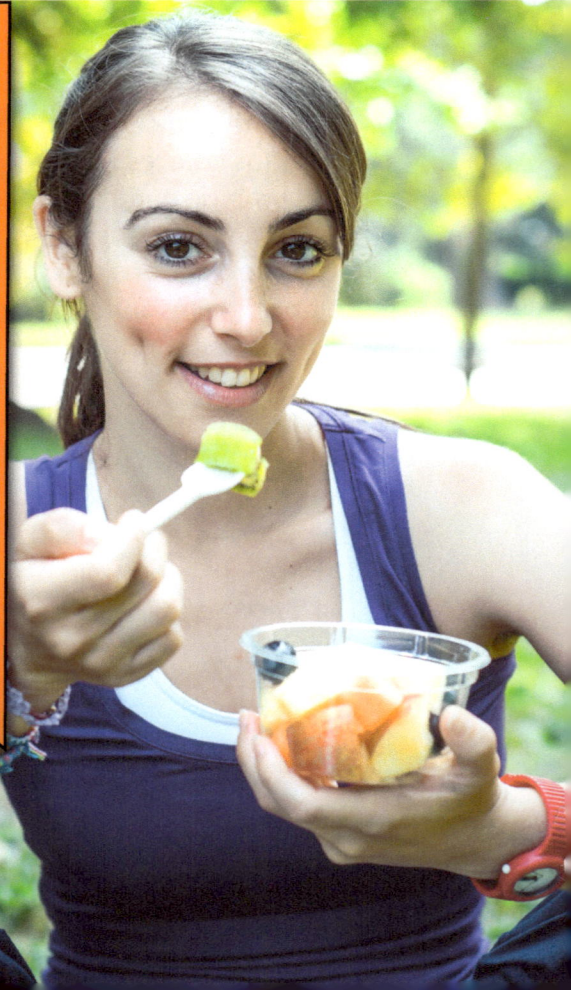

Recetas Veganas Saludables
por Dra. Dona Cooper-Dockery

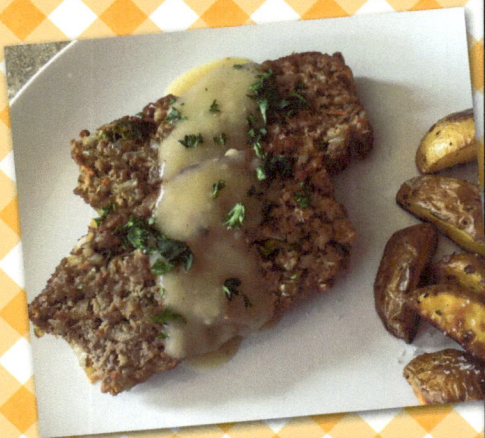

Pastel de Arroz Integral y Anacardo

2 tazas de anacardos crudos
2 tazas de arroz integral cocido
2 tazas de leche de nuez o de soya
2 cebollas grandes, picadas
1 taza de apio, finamente picado
¾ taza de pan integral rallado
2 cucharadas de Aminoácidos Bragg's o salsa de soya
2 cucharadas de tomillo
2 cucharaditas de salvia
2 cucharadas de perejil seco
1 cucharadita de semillas de apio
1 cucharadita de sal o al gusto
1 cucharadita de ajo en polvo
2 cucharadas de levadura nutricional
2 cucharadas de browning
2 cucharadas de aceite de oliva

Esto es rápido y fácil de preparar. Sirva con salsa de anacardos o champiñones sobre una cama de ensalada de vegetales verdes.

Coloque las nueces y los ingredientes líquidos en el procesador de alimentos o en la licuadora y mezcle sin triturarlo completamente. Agregue todos los demás ingredientes y continúe el proceso. Con una cuchara, coloque la masa en un molde para hornear, cubra con papel de aluminio y hornee por al menos 1 hora a 350 °F (175 °C).

Zapallo Italiano y Berenjena al Horno

Delicioso y lleno de vitaminas y fibra, este es un plato ideal para todos, pero es especialmente ideal para diabéticos o para aquellos que están tratando de perder peso.

Coloque el aceite en una cacerola y agregue el zapallo italiano, la berenjena y los tomates cherry. Agregue los otros ingredientes. Añada sal al gusto y mezcle. Hornee durante 30 minutos, sin cubrir. Luego cubra con papel de aluminio y hornee por 15 minutos más.

2 cucharadas de aceite de oliva
4 zapallos italianos grandes (tajadas de 1 pulgada/2.5 cm)
2 berenjenas medianas (tajadas de 1 pulgada/2.5 cm)
2 tazas de tomates cherry (cortado por la mitad)
1 cebolla pequeña, picada
1 cucharada de ajo en polvo
¼ taza de albahaca fresca
¼ taza de perejil
Sal al gusto

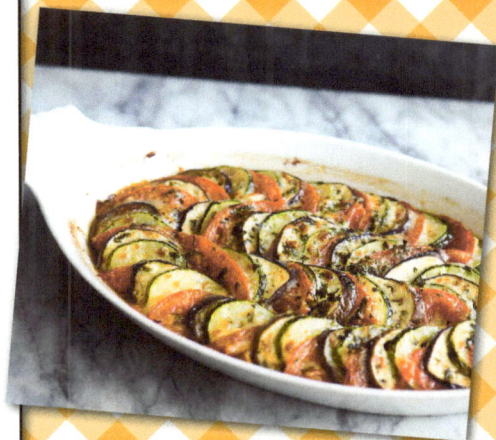

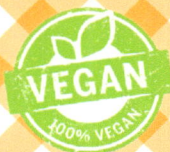

VEGAN
100% VEGAN

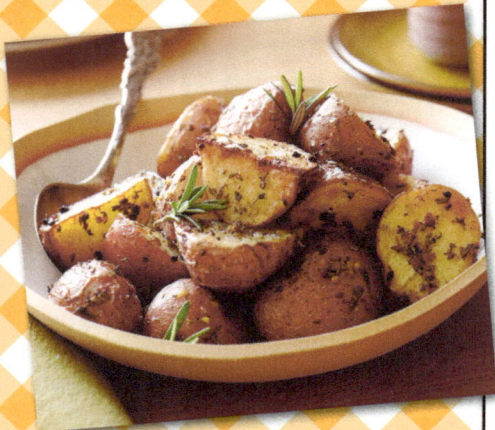

Papas Asadas al Horno

4 libras (1.8 kg) de papas rojas pequeñas, cortadas por la mitad
1½ cucharada de aceite de oliva
4 cucharaditas de romero fresco, picado
2 cucharaditas de Mrs. Dash Seasoning
1 cebolla mediana, picada
2 cucharadas de McKay's Chicken Seasoning (Vegano)
1 cucharadita de sal, al gusto

Este es una excelente guarnición que se puede disfrutar a cualquier hora del día. También se puede agregar tofu firme (cortado en cubos) y hornear. También es un buen plato de fondo.

Precaliente el horno a 400 °F (205 °C). Coloque las papas en una bandeja para hornear sin apilarlas y rocíe aceite sobre las papas. Luego, mezcle uniformemente todos los demás ingredientes. Cubre con papel de aluminio y hornee durante 12-15 minutos. Retire el papel y continúe horneando durante 15 minutos adicionales o hasta que se doren las papas.

Falafel al Horno

Precaliente el horno a 350 °F (175 °C). En un procesador de alimentos, agregue los garbanzos, el jugo de limón fresco, la cebolla y el ajo, y haga un puré hasta que estén suaves. Pongá la mezcla de garbanzos en un tazón grande y agregue el resto de los condimentos secos (oregano, albahaca, comino, ají rojo molido, paprika y sal). Luego, agregue el pan rallado para mantener la mezcla unida. Añada más pan rallado si la mezcla no se mantiene unida. Forme bolitas de 1 pulgada (2.5 cm) y colóquelas en una bandeja para hornear. Rocíe ligeramente los falafeles con aceite y hornee de 10 a 15 minutos cada lado o hasta que el falafel esté ligeramente dorado. Compruebe el estado de cocción presionando el exterior con el dedo. El falafel debe estar húmedo por dentro, de modo que, al presionar con el dedo, se sienta esponjoso y no crujiente o duro.

El falafel es un plato vegetariano muy conocido que se sirve en pan pita con humus y verduras frescas. Siéntase libre de agregar sus especias y hierbas al gusto.

22.5 onzas (635 g) garbanzos (enlatados), escurridos, y ¼ taza de líquido reservado
¼ taza de jugo de limón fresco
1 cebolla pequeña, finamente picada
2 dientes de ajo
¼ taza de culantro fresco
½ cucharadita de albahaca seca
½ cucharadita de orégano seco
1 cucharadita de comino
¼ cucharadita de ají rojo molido
½ cucharadita de paprika
1 cucharadita de sal
1 ½ tazas de pan integral rallado

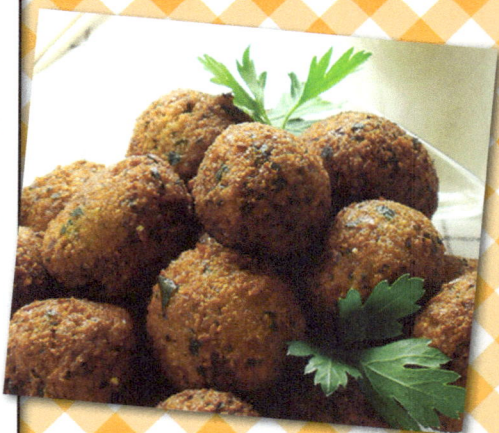

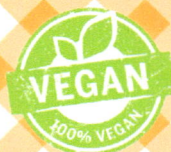

VEGAN
100% VEGAN

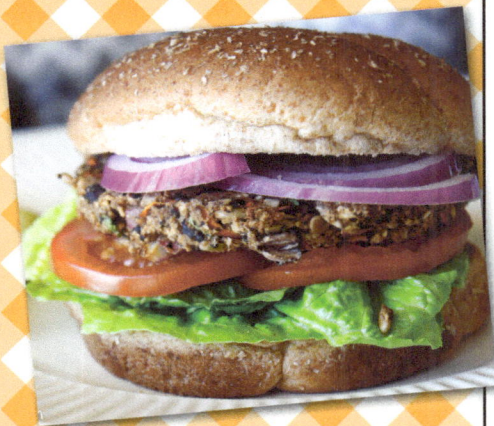

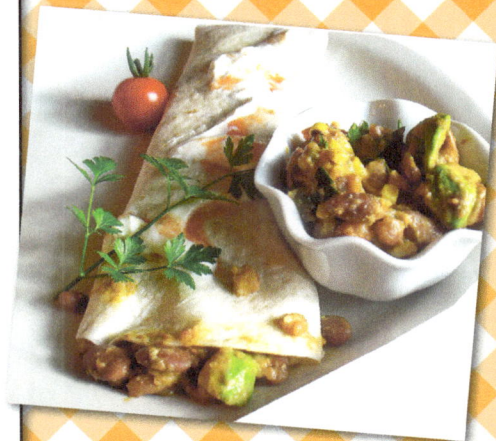

Recetas Veganas Saludables
por Dra. Dona Cooper-Dockery

Hamburguesas de Avena y Nueces

2 tazas de avena arrollada
½ cucharadita de cebolla en polvo
1 taza de nuez finamente picada
½ cucharadita de cilantro
½ cucharadita de salvia
1 cucharada de salsa de soya
½ cucharadita de ajo en polvo
½ cucharadita de salvia seca
1 cebolla pequeña, finamente picada
2 tazas de agua caliente
1 cucharada nutricional Levadura

Esta hamburguesa está llena de fibra y Grasa saludable. Servir con tomate y lechuga en pan integral.

Coloque todos los ingredientes en agua caliente, tapar y dejar reposar por 20 minutos. Formar seis o ocho carnes de hamburguesa. Cocinar en una plancha antiadherente a fuego medio hasta que se dore de cada lado, de 20 a 30 minutos.

Burrito de Frijoles

Este es un conocido y fácil de preparar plato mexicano Estos pueden ser servido a cualquier hora del día.

Caliente las tortillas y extienda los frijoles sobre las tortillas Doblar como un sobre. Servir con lechuga, tomate, cebolla, aceitunas, aguacate y coronado con salsa de soya y crema agria.

1 tortilla de trigo integral
¼ taza de picante mexicano frijoles (puré)
Cantidad deseada de:
Lechuga picada
Tomates picados
Cebollas en cubo
Olivos
Aguacate
Salsa
Crema agria de soja (no láctea)

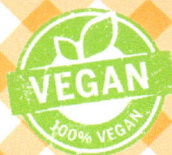

VEGAN
100% VEGAN

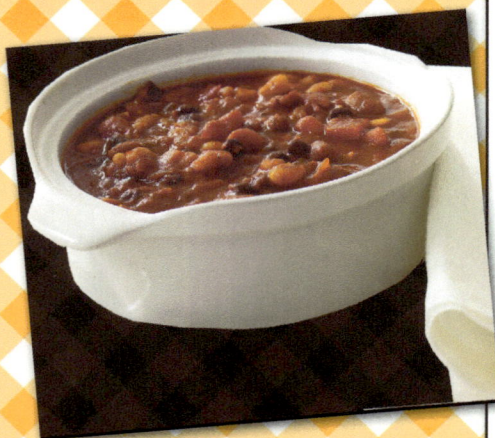

Chili de Frijoles Saludable Para el Corazón

1 cucharada de aceite de oliva o aceite vegetal
2 tazas de cebolla, cortada en cubitos
4 dientes de ajo, machacados y luego picados
1 taza de zanahoria picada
2 tazas de caldo de verduras
2 tazas de frijoles cabecita negra
2 tazas de frijoles rojos cocidos
2 tazas de frijoles negros cocidos
1 taza de maíz congelado
3 tazas cocidas, picadas tomates
¾ taza de pimiento verde
1 cucharada de comino polvo
1 cucharadita de orégano seco
3–4 hojas de laurel
1 cucharadita de pimienta de cayena
1 cucharadita de sal marina, al Gusto

Este plato es un excelente sustituto de la carne. Es rico en proteínas y fibra. Es ideal para aquellos que están perdiendo peso y lo harán mantener un correcto nivel de azúcar en la sangre si eres diabético. Servir con verduras frescas mezcladas a papa dulce al horno.

En una olla grande y profunda, agregue vegetales / aceituna aceite y saltear cebolla, ajo y cebolla por 3 a 5 minutos. Luego agregue el caldo de vegetales y los ingredientes restantes. Deje que la mezcla se cocine por otros 20 minutos.

Envoltura (wrap) de Hummus y Verduras

Este plato es muy rápido y fácil de preparar. Existen diferentes tipos de tortillas que podrías usar: secadas al sol tomate, espinacas y trigo integral. También tiene la opción de agregar tus verduras favoritas

Hornear la tortilla durante unos segundos para que sea flexible. Esparce el hummus sobre la tortilla, y coloca una capa de verduras variadas. Envuelva la tortilla como un burrito y disfrute.

2 (12 pulgadas) tortillas de grano entero
½ taza de hummus
1 taza de espinacas o col rizada
1 calabacín mediano, cortado en tiras
1 zanahoria grande, cortada en tiras
¼ taza de aceitunas negras
½ taza de tomate, en rodajas
½ taza de aguacate en rodajas
½ pepino en rodajas

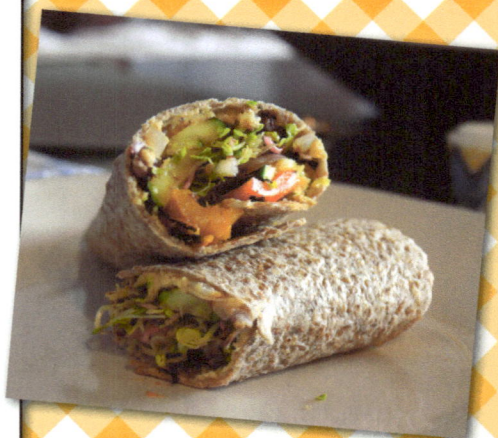

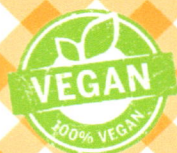

VEGAN
100% VEGAN

Recetas Veganas Saludables
por Dra. Dona Cooper-Dockery

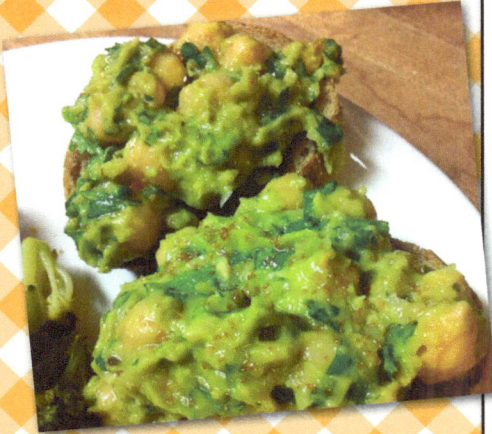

Crema Para Untar Hecha de Aguacate y Garbanzos

1 aguacate mediano
15 onzas de garbanzos
1 cucharada de jugo de limón
½ cebolla dulce

Retire la cáscara y las semillas del aguacate. Escurrir y enjuagar los garbanzos. Agregue todos los ingredientes en el procesador de alimentos y procesar hasta que quede suave. Puede ser utilizado como crema para untar en sándwich o como dip.

Sal al gusto Con esta preparación se hace un sano y delicioso sándwich. Solo agregue tomate, hojas de espinaca y brotes de alfalfa.

Arroz Integral Sazonado Con Frijoles Negros

Si te gustan los frijoles negros, entonces este es un gran plato para ti.

Precaliente el horno a 350 grados Fahrenheit. A fuego lento, saltee durante 2 a 3 minutos. La cebolla y el ajo en una pequeña cantidad de agua. Agregue el arroz, frijoles negros y otros ingredientes. Continúe salteando por otros 3 minutos Ahora agregue las 4 tazas de agua. Vierta la mezcla en una cacerola, tapelo.Precaliente el horno a 350 grados Fahrenheit por 60 minutos. Uselo como plato principal o sirva con ensalada de vegetales frescos.

1 cebolla mediana picada
3 dientes de ajo, machacados y cortado en cubitos
2 tazas de arroz integral de grano largo sin cocinar
1 lata (15 onzas) frijoles negros
4 tazas de agua
2 cucharaditas de tomillo
1 cucharada de condimento de pollo McKay
1 cucharada de condimento sin sal Mrs. Dash

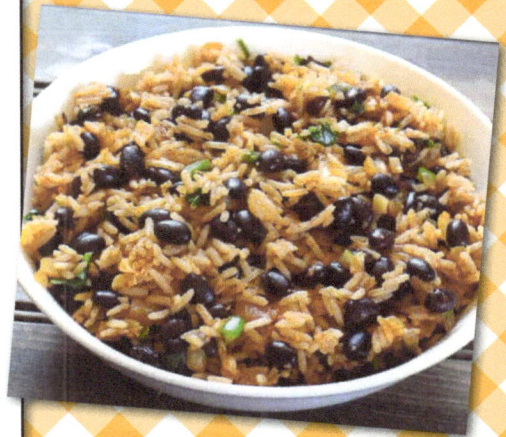

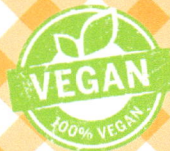

VEGAN
100% VEGAN

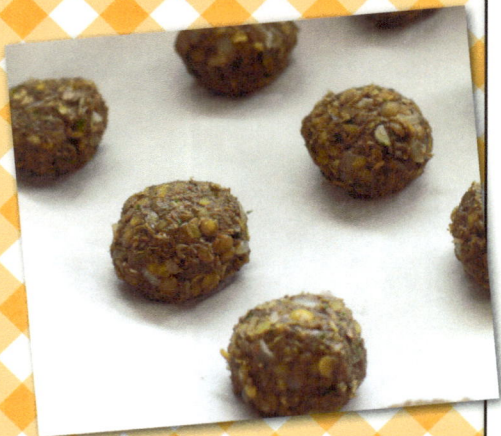

Nuez Hecha de Lentejas "Albóndigas"

1 taza de lentejas (cubrir con agua y remojar durante la noche)
¼ taza de nueces picadas
½ taza de cebolla picada
1 cucharadita de tomillo
1 cucharadita de comino
2 cucharadas de tahini
1 cucharadita de ajo en polvo
½ taza de avena
1 cucharadita de salvia
1 cucharadita de sal
1 cucharadita de albahaca fresca, finamente picada

Estos se ven y saben mejor que la carne. Cocinar en salsa de tomate y servir sobre espagueti de trigo integral.

Bote el agua y luego licue o macere las lentejas Hasta crear una pasta. Coloque las lentejas en un tazón. Añadir todo los otros ingredientes y mezclar juntos. Forme bolitas y luego colóquelas en una bandeja para hornear. Precalentar el horno a 200 grados Fahrenheit, y hornear por aproximadamente 20 a 25 minutos.

Salsa de Tomate Para "Albóndigas"

1 ½ taza de puré de tomate
½ taza de cebolla picada
1 diente de ajo, machacado y cortado en cubitos
2 cucharaditas de pimentón dulce
1 ½ cucharadita de tomillo seco
1 ½ taza de agua
2 cucharadas de albahaca fresca, picada y Sal al gusto

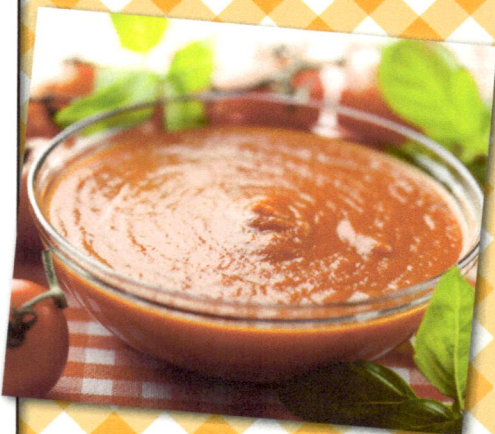

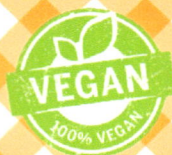

Agregue 2 cucharadas de agua a una sartén antiadherente a fuego medio bajo. Agrega cebolla y el ajo. Saltear de 2 a 3 minutos y agregue los otros ingredientes. Continúe salteando por otros 3 minutos. Luego agregue las albóndigas. Disfrutar con espaguetis de grano integral.

VEGAN
100% VEGAN

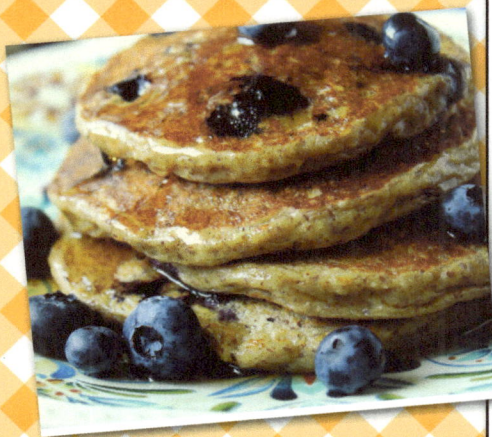

Panqueques de Arándanos y Avena

2 huevos de lino (2 cucharadas de linaza molida + 6 cucharadas de agua)
1 taza de avena entera
1 ½ taza de leche de soya o almendras sin azúcar
¼ taza de nueces
½ taza de harina de trigo integral
½ cucharadita de bicarbonato de sodio
½ cucharadita de levadura en polvo
6 Dátiles, sin hueso
½ cucharadita de sal
1 taza de arándanos frescos o congelados

Estos panqueques son un poco más densos, más rellenos y más esponjados que los panqueques normales.

Mezcle el lino molido con 6 cucharadas de agua y deje reposar la mezcla durante 10 minutos. La consistencia debe ser como la de un huevo. Coloque la avena, las nueces y la leche en una licuadora y mezcle hasta que quede suave. Coloque la mezcla en un tazón y luego agregue los otros ingredientes. Agregue más leche si es necesario para obtener la consistencia deseada. Engrase ligeramente la sartén o sartén caliente con aceite adicional. Vierte ½ taza de panqueques en la sartén y cocina hasta que se formen burbujas en la superficie. Coloque con cuidado de 6 a 8 arándanos (opcionales) en un lado de cada panqueque, luego voltee y cocine por el otro lado hasta que estén dorados.

Tostadas Con Salsa

Si eres un amante de las galletas y la salsa, entonces esta opción para el desayuno es para ti. Es rápido y fácil de preparar y lo más importante, es muy saludable.

Coloque todos los ingredientes excepto la maicena en una licuadora de alta velocidad con 1½ taza de agua. Mezclar hasta que esté suave. Coloque la mezcla en una cacerola. Dejar hervir a fuego medio. Mezcle la maicena en el agua restante e incorpórela a la mezcla hirviendo. Revuelva con frecuencia hasta que quede suave. Coloque el pan tostado en un plato. ¡Vierte la salsa sobre la tostada y disfruta!

½ taza de almendras
2 tazas de agua
2 cucharadas de condimento de pollo de McKay
2 cucharadas de Aminoácidos marca Braggs
1 cucharada de levadura nutricional
½ cucharadita de ajo en polvo
½ cucharadita de cebolla en polvo
1 cebolla pequeña
½ cucharadita de albahaca seca
2 cucharadas de maicena (harina de maíz)

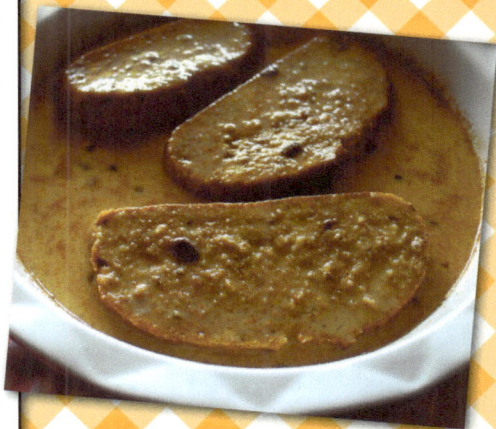

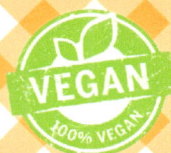

VEGAN
100% VEGAN

Recetas Veganas Saludables
por Dra. Dona Cooper-Dockery

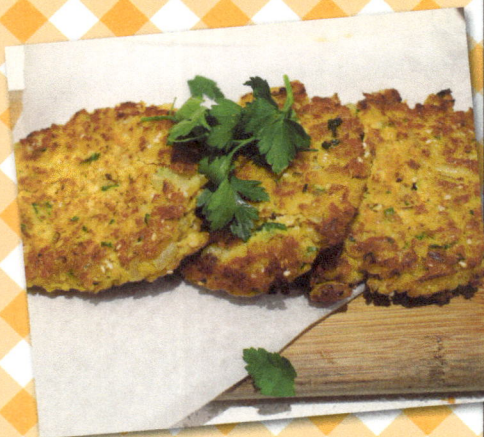

Carne de Hamburguesa Hecha de Lentejas

2 tazas de lentejas rojas cocidas, escurridas
½ taza de cebolla, finamente picada
1 cucharadita de tomillo seco
1 taza de semillas de chía finamente molidas
¼ taza de harina de arroz integral o harina de avena
2 cucharaditas de sal marina
1 cucharadita de ajo en polvo
1 cucharadita de cebolla en polvo
1 ¼ cucharadita de salvia
1 taza de zanahorias ralladas
1 taza de nueces
175 gramos de champiñones pequeños, escurridos y picados
1 taza de agua o leche
1 taza de apio, finamente picado

Estas son absolutamente deliciosas. No extrañarás la carne. Sirva en pan de hamburguesa o con salsa sobre el arroz o con papas al horno o verduras mixtas.

Cubra su bandeja para hornear con papel para hornear o rocíela con aceite. Mezclar todos los ingredientes y hacer en forma de carne para hamburguesas. Póngalas sobre la bandeja para hornear. Hornee a 350 grados Fahrenheit durante 30 minutos. Déles la vuelta después de 20 minutos. Sugerencia: use una cuchara para helados y haga bolas en lugar de la forma tradicional de carne para hamburguesas y hornee.

Frijoles Estofados de Jamaica

Este plato es rico en proteínas y fibra y combina bien con arroz, papas o verduras mixtas al vapor. Un gran plato para los diabéticos, su alto contenido de fibra promueve el control del azúcar en la sangre.

Coloque los frijoles en 8 tazas de agua y remoje durante la noche. Deseche el agua. Agregue 6 tazas de agua y cocine aproximadamente 2 horas hasta que estén blandos. Agregue todos los demás ingredientes y deje hervir a fuego lento durante 1 hora hasta que estén cocidos. Sirva con arroz integral sazonado y ensalada de vegetales frescos.

2 tazas de frijoles rojos secos
1 cebolla grande picada
2 tallos de cebollín, triturados y picados
4 dientes de ajo
3 ramitas de tomillo fresco, picado
2 cucharaditas de sal sazonada
1 lata (15 onzas) de leche de coco
2 cucharadas de aceite vegetal o de oliva

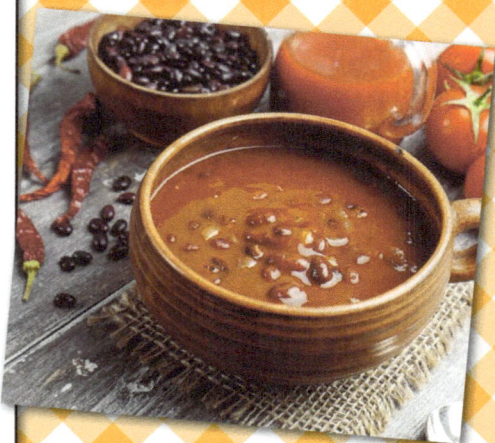

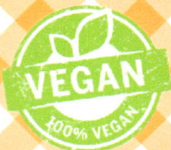

VEGAN
100% VEGAN

Recetas Veganas Saludables
por Dra. Dona Cooper-Dockery

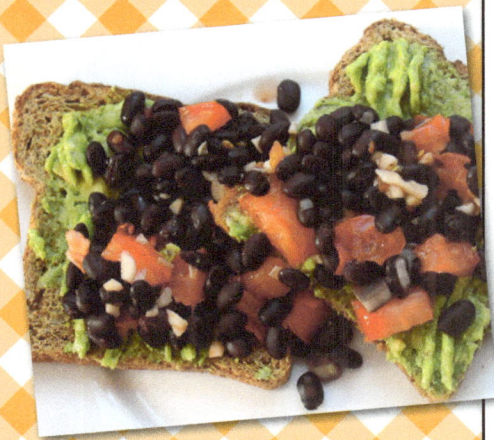

Tostadas Con Aguacate

4 rebanadas gruesas de pan integral
1 aguacate maduro
¼ taza de jugo de limón + pizca de sal
1 tomate grande en rodajas
½ taza de frijoles negros (calentados)
½ cebolla roja pequeña, picada

Machaque el aguacate con un tenedor hasta hacerlo puré y que suave, espolvorear sal, agregar cebolla y jugo de limón. Ponga el pan a tostar y úntele el aguacate. Agréguele rodajas de tomate y una cucharada de frijoles negros para obtener proteínas.

Hamburguesa de Frijoles Negros

En un tazón mediano, machaque los frijoles con tenedor hasta hacerlos puré. Coloque la cebolla, el jalapeño y el ajo en un procesador de alimentos y píquelos a pulso 5 a 6 veces. Agregue avena, maíz, cilantro, comino, curry en polvo, y cayena. Sazone al gusto con sal y continúe picando a pulso aproximadamente 10 o 12 veces. Saque los ingredientes del procesador de alimentos y póngalos en un tazón con el puré de frijoles y revuelva bien. Rocíe una pequeña cantidad de aceite en una sartén y caliente a fuego medio. Haga 4 círculos planos en forma de carne de hamburguesa. Cocínelas de 5 a 7 minutos de cada lado o hasta que observe que estén doradas y cocidas. Retírarlas del fuego y colocarlas en pan de hamburguesa. Añadir rodajas de tomate, lechuga, mostaza, y salsa de tomate.

1 lata (15 onzas) de frijoles negros, escurridos
½ jalapeño, picado y sin semillas
3 dientes de ajo
½ cebolla mediana, cortada en aros
⅔ taza de avena arrollada o en hojuelas
½ taza de maíz congelado
1 cucharada de cilantro fresco, picado
2 cucharaditas de comino molido
½ cucharadita de curry en polvo
¼ cucharadita de pimienta de cayena
¼ taza de migas de pan
½ cucharadita de sal al gusto
Tomate, Mostaza y salsa de tomate (Ketchup)

Esta es una gran hamburguesa para reemplazar la carne, la cual tiene alto contenido de grasas saturadas. Si quieres mantener tu colesterol abajo, entonces esta es una gran alternativa saludable para tu almuerzo.

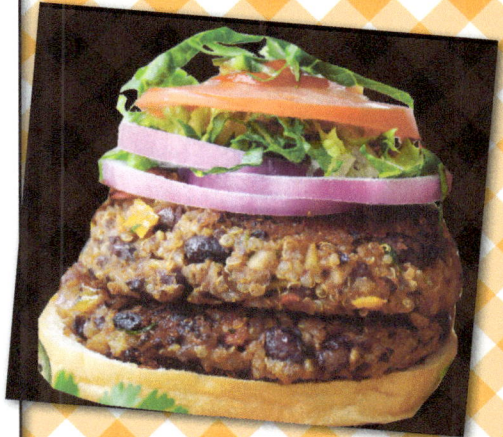

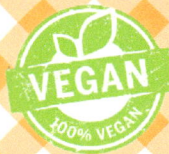

VEGAN
100% VEGAN

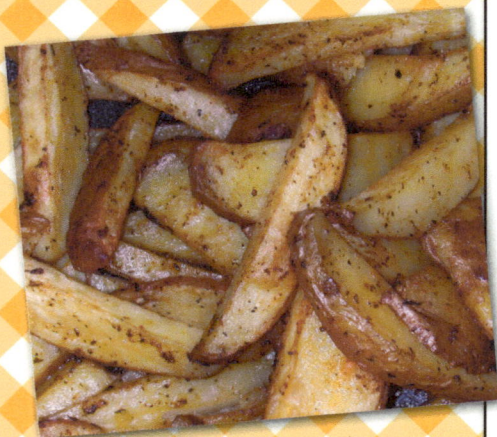

Papas al Horno Sazonadas

4 papas grandes
1 cucharadita de condimento Sra. Dash
1 cucharada de condimento de McKay
2 cucharadas de salsa de soya

Reemplazo saludable de las papas fritas o a la francesa, sabrosas, deliciosas y sin el uso de aceite!

Cortar las papas a lo largo. Coloque las papas en un Plato para hornear. Mezclar todos los demás Ingredientes y luego viértalos sobre las papas, déjelas marinar durante 1 hora, volteándolas ocasionalmente para asegurarse de que todos estén bien recubiertas. Precaliente el horno a 450 grados. Fahrenheit. Colocar las papas en una bandeja para hornear antiadherente. Hornear durante 45 minutos o hasta que estén ligeramente doradas, rocíelas ocasionalmente con mas aderezo.

Tofu Revuelto

Retire el tofu de Su paquete, enjuague, escurra y deje a un lado. En un sartén grande, saltee la cebolla, los pimientos. Y otras especias por 5 minutos en aceite caliente. Revuelva Tofu en un sartén y añada el resto de los Ingredientes. Cubra Y deje cocinar por otros 10 minutos. Sirva como relleno para tacos o con pan de molde integral.

1 paquete de tofu de 16 onzas empacado en agua extra firme y orgánico
½ taza de cebolla picada
¼ de taza de pimientos
½ taza de tomates
2 cucharadas de sazonador con sabor a pollo tipo vegetariano marca McKay
½ cucharadita de cúrcuma en polvo
½ cucharadita de sal
½ cucharadita de cebolla en polvo
½ cucharadita de ajo en polvo
½ cucharadita de tomillo
1 cucharadita de sazonador marca Sra. Dash.
2 cucharadita de aceite vegetal

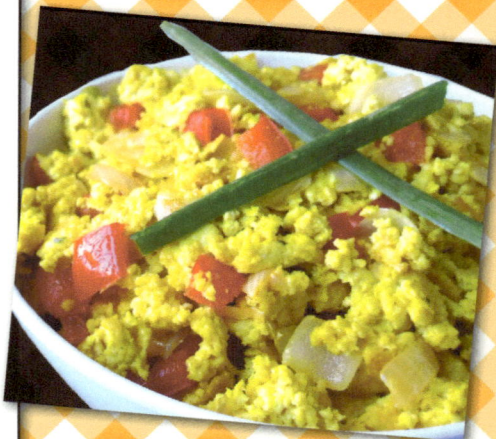

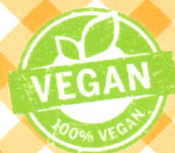

VEGAN
100% VEGAN

Recetas Veganas Saludables
por Dra. Dona Cooper-Dockery

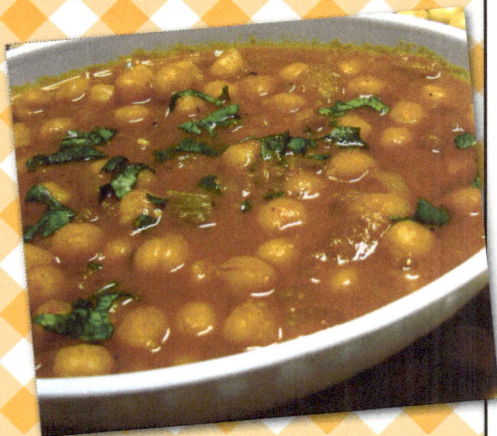

Garbanzos al Curry

½ taza de agua
1 cebolla picada
2 dientes de ajo picados
1 cucharada de raíz de jengibre fresca, finamente picada
2 cucharaditas de comino
Sal de mar al gusto
1 cucharadita de pimienta de cayena
1 cucharadita de cúrcuma molida
2 latas (15 onzas) de garbanzos
1 taza de cilantro fresco picado
2 cucharadas de aceite de oliva

Caliente el aceite en una sartén grande a fuego medio. Agregue las cebollas y las especias. Sofría hasta que se cocinen. Luego agregue los garbanzos y agua. Cocine por 20 min.

Panquecitos de Harina de Trigo Con Banana

Precalentar el horno a 400 ° F, coloque o cubra en una bandeja para 12 muffins con papel para hornear en forma de de taza o engrase el fondo de la bandeja. Mezcle la harina de trigo integral, bicarbonato de sodio, sal y La nuez moscada en un tazón mediano. Mezcle la piña triturada, leche y plátano en otro tazón grande. Revuelva la mezcla de harina hasta que quede toda húmeda (la mezcla se debe ver grumosa). Agregue las nueces o pecana. Divida la masa uniformemente Colocando bolitas dentro de la bandeja para hornear. Hornear 18-20 minutos o hasta que estén de dorados a marroncitos e inserte un mondadientes en el centro, si sale limpio significa que ya están listos. retírelos del molde y colóquelos en una bandeja. Sirve caliente.

1¾ tazas de harina de trigo integral.
2 cucharaditas de bicarbonato de sodio
¼ cucharadita de sal
¼ cucharadita de nuez moscada molida
⅔ taza de piña machacadas
⅔ taza de leche de almendras
½ taza de puré de bananas bien maduras
1 cucharadita de vainilla
½ taza de uvas pasas
¼ taza de nueces o pecans picadas

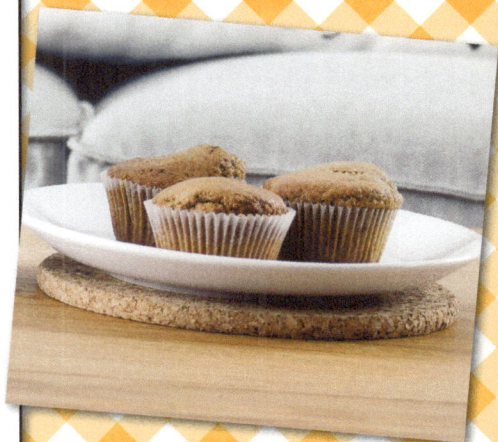

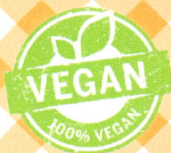

VEGAN
100% VEGAN

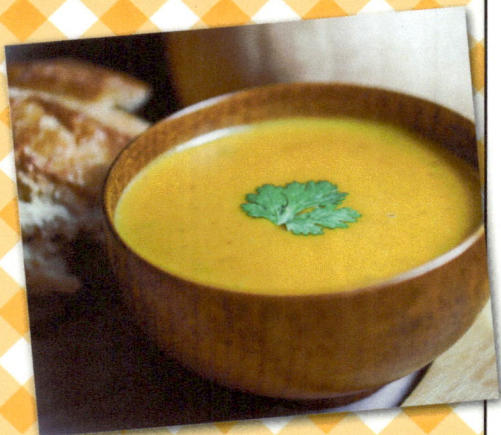

Sopa de Crema de Calabaza

2 tazas (1 libra) hervidas calabaza en puré
2 tazas de leche de soya
3 cucharadas de harina integral entera.
1 cucharada de aceite de oliva
1 media cebolla picada
1 cucharadita de condimento señora Dash
Sal al gusto

En fuego lento, saltee cebolla en aceite caliente por 2 minutos. Agregue harina y el condimento Sra. Dash. Luego agregue la leche y continúe revolviendo lentamente hasta que esté suave y espesa. Agregue la calabaza a la mezcla, cocine a fuego lento durante 5 minutos más. Sirva caliente.

Puré de Coliflor y Frijoles Blancos

En una olla de tamaño mediano, cocinar la coliflor aproximadamente 6 minutos. secarlas con una toalla de papel y no permitas que la coliflor se enfríe. Caliente los frijoles a fuego medio, luego colóquelos en el procesador de comidas con el anacardos. Mezcle en el procesador por unos minutos. Añada la coliflor y continue procesando hasta que quede suave.

8 tazas de cabezas de coliflor, frescas o congeladas
1 (15-oz) lata de frijoles blancos
o habas.
⅔ taza de anacardos, crudos
(Opcional)
2 cucharaditas de cebolla en polvo
2 cucharaditas de ajo en polvo

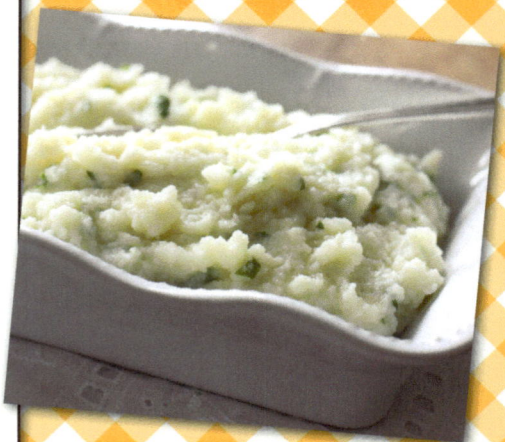

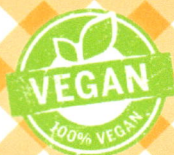

VEGAN
100% VEGAN

Recetas Veganas Saludables
por Dra. Dona Cooper-Dockery

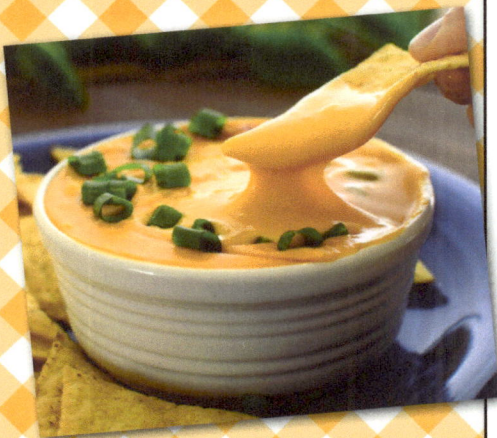

Salsa de "Queso"

½ taza de nueces de la india (crudas)
3 cucharadas de hojuelas de levadura nutricionales
2 tazas de agua
2 cucharadas de harina de maíz
1 cucharada de jugo de limón fresco
¼ cucharadita de ajo en polvo
1 pimiento rojo mediano grande
1 ½ cucharadita de sal
½ cucharadita de cebolla en polvo

Licue las nueces en ½ taza de agua hasta que queden suaves, agregue los ingredientes restantes y continúe licuando hasta que quede suave. Agregue la salsa a la olla y cocine durante 5-7 minutos a fuego lento, revuelva continuamente hasta que espese. Retire del fuego y disfrute. Puede usarse como dip, para untar o para comerlo en macarrones con queso.

Chile y Lima Quinoa

Coloque la quinoa en un colador de malla fina y enjuague bien con agua fría. Combine la quinoa con una taza de agua en una cacerola pequeña; Llevar a ebullición a fuego alto. Reduzca el fuego a bajo; tape y cocine a fuego lento de 12 a 15 minutos o hasta que la quinua esté tierna. Escurrir y cubrir; déjela reposar por 5 minutos. Agregue el jalapeño, la cebolla verde, aceite, jugo de lima, comino sal, chile en polvo y Mrs Dash a la quinoa. Mezcle o bata con tenedor hasta que quede esponjoso. Sirva caliente o a temperatura ambiente.

Rinde 4 porciones
½ taza de quinoa
1 pimiento jalapeño pequeño picado
2 cucharadas de cebolla verde finamente picada
2 cucharadas de aceite de oliva
1 cucharada de jugo de lima fresco
¼ cucharadita de sal
¼ cucharadita de comino
¼ cucharadita de chile en polvo
1/8 cucharadita Mrs Dash

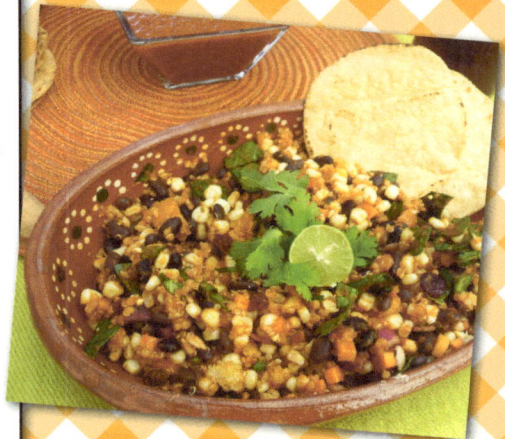

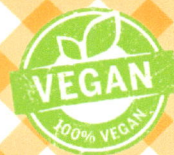

VEGAN
100% VEGAN

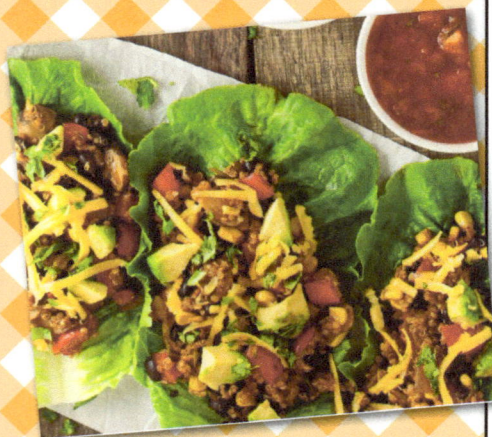

Envoltorios o Rollitos (wraps) de Lechuga

Pimiento rojo
½ taza de zanahorias picadas
Tofu (Firme)
Soya molida
½ taza de apio cortado en rodajitas
4 dientes de ajo
2 cucharadas de jengibre picado
4 cebollas verdes
1 lata pequeña de castañas de agua
Hojas de lechuga

Sauce:
1 cucharada de vinagre de arroz
1 cucharada de aceite de sésamo
1/3 taza de salsa teriyaki

Agregue aceite de sésamo a una sartén, agregue el ajo y el jengibre y revuelva durante 2 minutos, agregue las zanahorias, el apio y el pimiento. Agregue el tofu y mézclese durante otros 6 a 8 minutos, agregue la salsa, las castañas de agua picadas y las cebollas verdes. Sirva sobre hojas de lechuga y cubra con cacahuates o pedacitos de nueces de la india.

Tazón de Quínoa Para Desayunar

2 tazas de leche de soya o de almendra con sabor a vainilla
1 taza de quínoa, lavada.
1/3 taza de uvas pasas
Pizca de canela molida
1 taza de fruta fresca o congelada
2 cucharadas de nueces

En una cacerola pequeña, hierva la leche. Agregue la quínoa y reduzca la temperatura para cocinarla a fuego lento. cubra hasta que la leche se absorba, aproximadamente 15 minutos. Agregue la canela, la fruta y cocine por otros 2-3 minutos. Espolvorear con nueces tostadas.

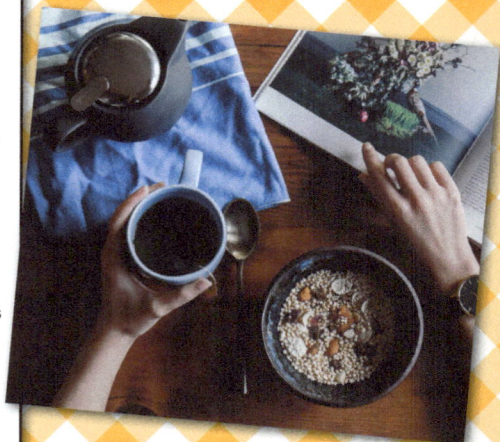

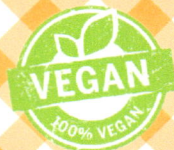

VEGAN
100% VEGAN

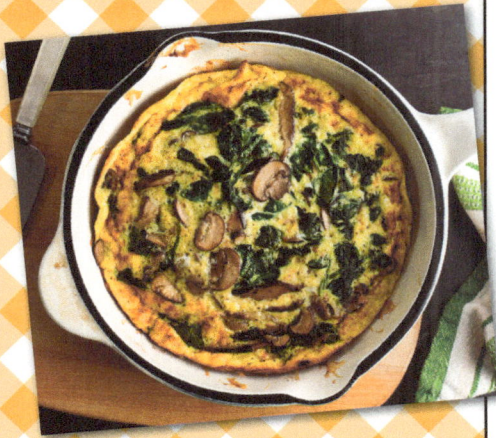

Champiñones Con Col Rizada

1 cebolla pequeña picada
2 tazas de champiñones
2 tazas de tofu revuelto o mezclado
4 tazas de col rizada cortada en trozos
2 dientes de ajo triturados
¼ cucharadita de sal
1 taza de avena
1 taza de leche de soya
½ taza de harina integral
½ cucharadita de levadura en polvo
2 Cucharada de aceite de oliva

Licue la avena; agregue harina de trigo, polvo de hornear, bicarbonato de sodio y sal. En otro recipiente, mezcle la leche y el aceite y guárdelos a parte. Rocíe una sartén de hierro fundido grande especial para horno con aerosol antiadherente para cocinar; calentar a fuego medio. Agregue la cebolla y los champiñones; cocine y revuelva durante 6-8 minutos o hasta que la cebolla esté dorada. Agregue la col rizada y el ajo; cocine 3-5 minutos o hasta que la col rizada se marchite. Distribuya uniformemente la mezcla para cubrir el fondo de la sartén. Vierta Tofu revuelto sobre la mezcla de col rizada. Cubra y cocine de 6 a 7 minutos o hasta que esté casi listo. Luego mezcle leche, avena, harina y polvo de hornear. Vierta la mezcla sobre el tofu vegetal salteado, mezcle ligeramente. Precalienta el asador. Destape el sartén; cocine de 2 a 3 minutos o hasta que se vea dorado y listo. Deje reposar 5 minutos antes de cortar en 8 piezas.

Deliciosos Vegetales Horneados

1 calabacín verde
1 calabacín amarillo
3 tazas de brócoli
3 tazas de jugo de coliflor
1 taza de zanahorias
1 taza de pimiento rojo
½ taza de cebolla picada
8 oz de tofu completos
2 cucharadas de Bragg Liquid Aminos o salsa de soya
1 paquete de sopa de cebolla marca Lipton

Todas las verduras y el tofu se deben cortar en trozos pequeños. Mezcle todos los ingredientes en un molde grande para hornear, tape o cubra y hornee a 400 ° F por 10 minutos. Abra y mezcle los ingredientes y luego hornee por otros 10-15 minutos.

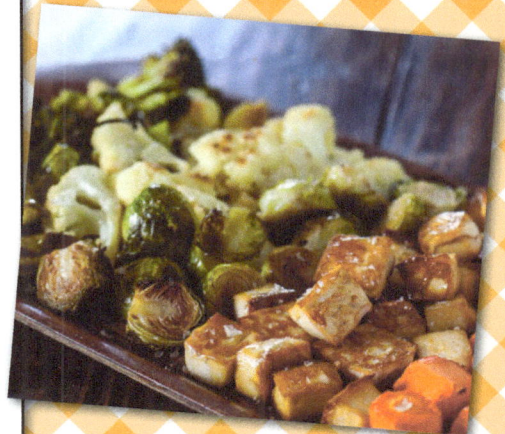

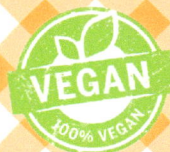

VEGAN
100% VEGAN

Recetas Veganas Saludables
por Dra. Dona Cooper-Dockery

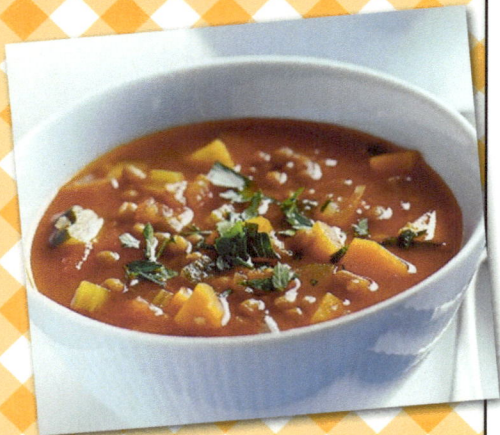

Sopa de Lentejas Con Verduras

2 tazas de lentejas
1½ tazas de cebolla, picadas
2 tazas de zanahorias, en cuadritos
2 papas grandes, en cuadritos
8 tazas de agua
½ taza de apio, picado
2 cucharadas de sazonador de hierbas aromáticas.
4 dientes de ajo, picado
1 hoja de laurel
2 cucharaditas de hierbas italianas o condimento marca Mrs. Dash
1 cucharadita de tomillo

En una olla grande, agregue las lentejas y el agua y deje cocer durante unos 60 minutos o hasta que las lentejas estén blandas. Agregue las verduras y todos los demás ingredientes. Deje cocinar por otros 30 minutos, revolviendo ocasionalmente. Servir caliente.

Batido (smoothie) de Avena Con Frutas

2 tazas de agua, leche de soya o leche de almendras
1 taza de avena (avena arrollada)
1/2 banana congelada
4 fresas congeladas

Agregue hojas de espinaca y col rizada si desea hacer el batido de color verde.

Licue todos los ingredientes hasta que quede suave.

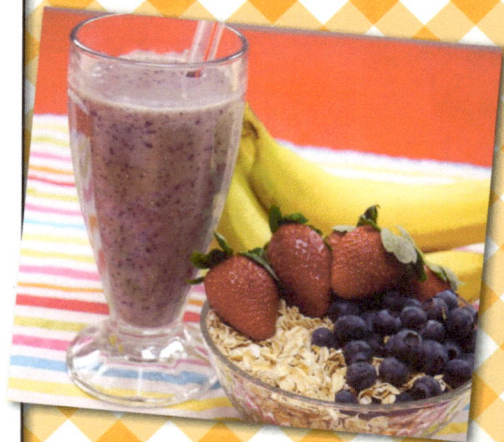

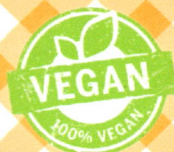

VEGAN
100% VEGAN

Recetas Veganas Saludables
por Dra. Dona Cooper-Dockery

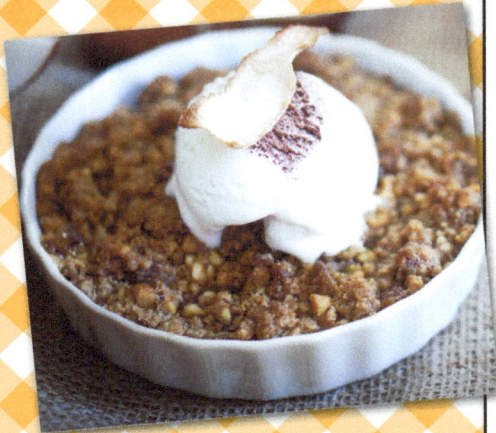

Avena al Horno

2 tazas de avena
¼ taza de pasas
¼ de taza de dátiles, picados
1 cucharadita de canela molida
1 cucharadita de bicarbonato en polvo
1 taza de leche de soya o de almendras
½ taza de manzana licuadas
1 cucharadita de extracto de vainilla
½ taza de almendras

Precalentar el horno a 350 ° F. Mezcle todos los ingredientes secos en un tazón con los ingredientes mojados. Coloque la mezcla en un recipiente para hornear ligeramente aceitado, espárzalo uniformemente en todo el recipiente, cúbralo y hornee de 25-30 minutos. Sirva caliente o frío.

Berenjena Con Coco al Curry

Saltee o sofría el curry en polvo y la Cúrcuma en la leche de coco a temperatura baja durante 1-2 minutos. Agregue la cebolla, el ajo y el pimiento verde y cocine a fuego lento por otros 2 minutos. Añada la berenjena y los ingredientes restantes. Cocine en bajo-medio durante 30 minutos o hasta que esté cocido. Servir con arroz integral o puede usarlo como salsa para pastas.

2 berenjenas grandes, cortadas en cubitos grandes
½ taza de leche de coco
2 cucharaditas de cúrcuma en polvo
2 cucharaditas de curry en polvo
1 cebolla mediana cortada
3 dientes de ajo hecho machacados y cortado en cubitos
1 cucharada de tomillo
1 pimiento verde mediano cortado en tiras
2 cucharaditas de sal condimentada
1 cucharadita de sal, al gusto

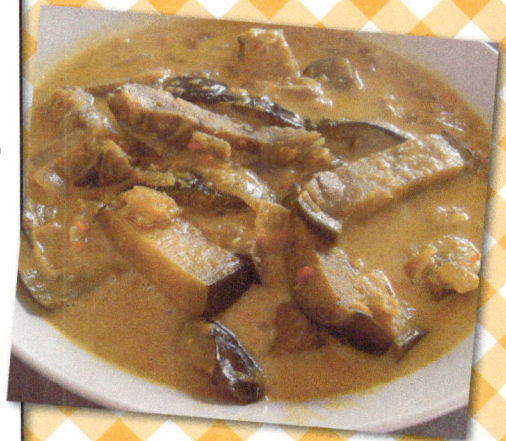

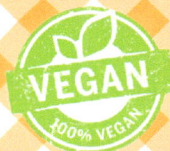

VEGAN
100% VEGAN

Recetas Veganas Saludables
por Dra. Dona Cooper-Dockery

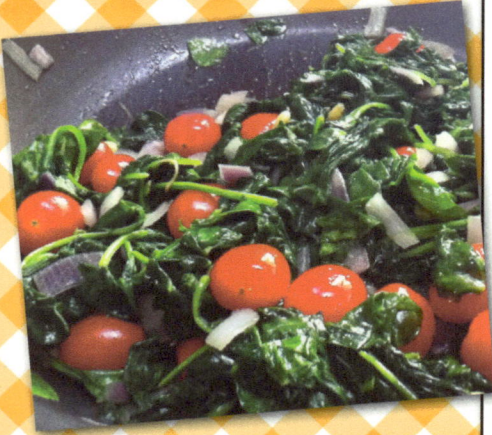

Espinacas al Vapor

2 paquetes de 10 oz espinacas congeladas
½ cebolla mediana picada
1 tomate pequeño picado
½ pimiento verde cortado
2 ramitas de tomillo fresco
1 cucharadita de condimento de pollo de McKay (vegetariano)
1 cucharada de aceite de oliva

Coloque el aceite en un sartén a fuego bajo-medio. Saltear cebolla, pimiento y tomate por 3-5 minutos.Eliminar el agua de espinaca y luego agréguela al sartén. Añadir los ingredientes restantes, deje cocinar a fuego lento para otros 7-10 minutos, probar y agregar mas condimentos o sal si se desea. Sirva con papas al horno.

Frijol Megro, Maíz y Ensalada de Quínoa

Caliente el aceite en un sartén a fuego medio, saltee la cebolla y el ajo hasta que estén suaves y translúcidos. Agregue la quinoa al sartén y cúbralos con el caldo de los vegetales. Sazonar con comino, pimienta de cayena y sal. Deje que la mezcla hierva, cúbrala, reduzca la temperatura y cocine a fuego lento durante 20 minutos, revolviendo de vez en cuando. Añadir el maíz congelado a la sartén y continúe cocinando a fuego lento durante 5 minutos más. Añadir algo los frijoles negros, el cilantro, el jugo de lima, y jalapeño (opcional) y cocine hasta que los frijoles se calienten.

¼ de taza de quínoa, cruda.
2 (15-oz) latas de frijoles negros, enjuáguelos y escúrralos.
½ taza de cilantro fresco picado
1 cucharada de aceite de oliva extra virgen
1 cebolla picada
3 dientes de ajo picados
2 cucharadas de jugo de lima o limón
1½ tazas de caldo de verduras (Bajo en sodio)
1 jalapeño finamente picado (opcional)
1 cucharada de comino
¼ cucharada de pimienta de cayena
Sal al gusto
2 tazas de maíz congelados

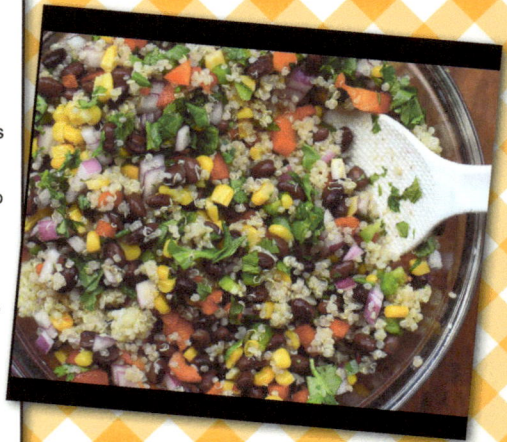

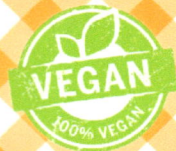

VEGAN
100% VEGAN

NOTAS:

Registro de Comidas — Semana 1

	DESAYUNO	ALMUERZO	CENA
DOM			
LUN			
MAR			
MIERC			
JUEV			
VIER			
SAB			

Registro de Comidas — Semana 2

	DESAYUNO	ALMUERZO	CENA
DOM			
LUN			
MAR			
MIERC			
JUEV			
VIER			
SAB			

Registro de Comidas — Semana 3

	DESAYUNO	ALMUERZO	CENA
DOM			
LUN			
MAR			
MIERC			
JUEV			
VIER			
SAB			

Registro de Comidas — Semana 4

	DESAYUNO	ALMUERZO	CENA
DOM			
LUN			
MAR			
MIERC			
JUEV			
VIER			
SAB			

Registro de Comidas — Semana 5

	DESAYUNO	ALMUERZO	CENA
DOM			
LUN			
MAR			
MIERC			
JUEV			
VIER			
SAB			

Registro de Comidas — Semana 6

	DESAYUNO	ALMUERZO	CENA
DOM			
LUN			
MAR			
MIERC			
JUEV			
VIER			
SAB			

Registro de Comidas — Semana 7

	DESAYUNO	ALMUERZO	CENA
DOM			
LUN			
MAR			
MIERC			
JUEV			
VIER			
SAB			

Registro de Comidas — Semana 8

	DESAYUNO	ALMUERZO	CENA
DOM			
LUN			
MAR			
MIERC			
JUEV			
VIER			
SAB			

Registro de Bienestar Personal — Semana 1

	DOM	LUN	MART	MIER	JUEV	VIER	SAB	T
SUEÑO 7-8 hrs/día 2 puntos por cada día alcanzado								
AGUA 6-8 vasos/día 2 puntos por cada día alcanzado								
ACTIVIDAD FÍSICA 30-60 min/día 2 puntos por cada día alcanzado								
OBJETIVO PERSONAL _____ 2pts por cada día que Logres tu meta								
GRASAS SALUDABLES 1 pt / artículo/día, 4 puntos máximo • comer grasas saludables que incluyen 1 porción de nueces diariamente • evitar las grasas trans • limitan las grasas saturadas (menos más del 7% de cal.) • come un alimento rico en ácidos grasos n-3 (harina de lino 1T, nueces 1oz., Aceite de canola 1T)								
CARBOHIDRATOS SALUDABLES 1 pt / artículo / día, 4 puntos máximo • comer más de 5 porciones de frutas y verduras • comer más de 3 porciones de granos enteros (1 rebanada de pan, 1/2 C de cereal seco) • come una Porción (1 / 2C) de legumbres o tofu • límite alimentos con alto índice glucémico (pop, blanco pan, papas fritas, arroz blanco, pastelería, etc.)								
PESO SALUDABLE 4 pts por cada día que sigas un plan de alimentación saludable y bajo en calorías								

TOTAL WELLNESS POINTS THIS WEEK:_____

TOTAL MILES WALKED THIS WEEK: _____

Registro de Bienestar Personal — Semana 2

	DOM	LUN	MART	MIER	JUEV	VIER	SAB	T
SUEÑO 7-8 hrs/día 2 puntos por cada día alcanzado								
AGUA 6-8 vasos/día 2 puntos por cada día alcanzado								
ACTIVIDAD FÍSICA 30-60 min/día 2 puntos por cada día alcanzado								
OBJETIVO PERSONAL _____ 2pts por cada día que Logres tu meta								
GRASAS SALUDABLES 1 pt / artículo/día, 4 puntos máximo • comer grasas saludables que incluyen 1 porción de nueces diariamente • evitar las grasas trans • limitan las grasas saturadas (menos más del 7% de cal.) • come un alimento rico en ácidos grasos n-3 (harina de lino 1T, nueces 1oz., Aceite de canola 1T)								
CARBOHIDRATOS SALUDABLES 1 pt / artículo / día, 4 puntos máximo • comer más de 5 porciones de frutas y verduras • comer más de 3 porciones de granos enteros (1 rebanada de pan, 1/2 C de cereal seco) • come una Porción (1 / 2C) de legumbres o tofu • límite alimentos con alto índice glucémico (pop, blanco pan, papas fritas, arroz blanco, pastelería, etc.)								
PESO SALUDABLE 4 pts por cada día que sigas un plan de alimentación saludable y bajo en calorías								

TOTAL WELLNESS POINTS THIS WEEK:_____

TOTAL MILES WALKED THIS WEEK: _____

Registro de Bienestar Personal — Semana 3

	DOM	LUN	MART	MIER	JUEV	VIER	SAB	T
SUEÑO 7-8 hrs/día 2 puntos por cada día alcanzado								
AGUA 6-8 vasos/día 2 puntos por cada día alcanzado								
ACTIVIDAD FÍSICA 30-60 min/día 2 puntos por cada día alcanzado								
OBJETIVO PERSONAL _____ 2pts por cada día que Logres tu meta								
GRASAS SALUDABLES 1 pt / artículo/día, 4 puntos máximo • comer grasas saludables que incluyen 1 porción de nueces diariamente • evitar las grasas trans • limitan las grasas saturadas (menos más del 7% de cal.) • come un alimento rico en ácidos grasos n-3 (harina de lino 1T, nueces 1oz., Aceite de canola 1T)								
CARBOHIDRATOS SALUDABLES 1 pt / artículo / día, 4 puntos máximo • comer más de 5 porciones de frutas y verduras • comer más de 3 porciones de granos enteros (1 rebanada de pan, 1/2 C de cereal seco) • come una Porción (1 / 2C) de legumbres o tofu • límite alimentos con alto índice glucémico (pop, blanco pan, papas fritas, arroz blanco, pastelería, etc.)								
PESO SALUDABLE 4 pts por cada día que sigas un plan de alimentación saludable y bajo en calorías								

TOTAL WELLNESS POINTS THIS WEEK:_____
TOTAL MILES WALKED THIS WEEK: _____

Registro de Bienestar Personal — Semana 4

	DOM	LUN	MART	MIER	JUEV	VIER	SAB	T
SUEÑO 7-8 hrs/día 2 puntos por cada día alcanzado								
AGUA 6-8 vasos/día 2 puntos por cada día alcanzado								
ACTIVIDAD FÍSICA 30-60 min/día 2 puntos por cada día alcanzado								
OBJETIVO PERSONAL _____ 2pts por cada día que Logres tu meta								
GRASAS SALUDABLES 1 pt / artículo/día, 4 puntos máximo • comer grasas saludables que incluyen 1 porción de nueces diariamente • evitar las grasas trans • limitan las grasas saturadas (menos más del 7% de cal.) • come un alimento rico en ácidos grasos n-3 (harina de lino 1T, nueces 1oz., Aceite de canola 1T)								
CARBOHIDRATOS SALUDABLES 1 pt / artículo / día, 4 puntos máximo • comer más de 5 porciones de frutas y verduras • comer más de 3 porciones de granos enteros (1 rebanada de pan, 1/2 C de cereal seco) • come una Porción (1 / 2C) de legumbres o tofu • límite alimentos con alto índice glucémico (pop, blanco pan, papas fritas, arroz blanco, pastelería, etc.)								
PESO SALUDABLE 4 pts por cada día que sigas un plan de alimentación saludable y bajo en calorías								

TOTAL WELLNESS POINTS THIS WEEK:_____
TOTAL MILES WALKED THIS WEEK: _____

Registro de Bienestar Personal — Semana 5

	DOM	LUN	MART	MIER	JUEV	VIER	SAB	T
SUEÑO 7-8 hrs/día 2 puntos por cada día alcanzado								
AGUA 6-8 vasos/día 2 puntos por cada día alcanzado								
ACTIVIDAD FÍSICA 30-60 min/día 2 puntos por cada día alcanzado								
OBJETIVO PERSONAL _____ 2pts por cada día que Logres tu meta								
GRASAS SALUDABLES 1 pt / artículo/día, 4 puntos máximo • comer grasas saludables que incluyen 1 porción de nueces diariamente • evitar las grasas trans • limitan las grasas saturadas (menos más del 7% de cal.) • come un alimento rico en ácidos grasos n-3 (harina de lino 1T, nueces 1oz., Aceite de canola 1T)								
CARBOHIDRATOS SALUDABLES 1 pt / artículo / día, 4 puntos máximo • comer más de 5 porciones de frutas y verduras • comer más de 3 porciones de granos enteros (1 rebanada de pan, 1/2 C de cereal seco) • come una Porción (1 / 2C) de legumbres o tofu • límite alimentos con alto índice glucémico (pop, blanco pan, papas fritas, arroz blanco, pastelería, etc.)								
PESO SALUDABLE 4 pts por cada día que sigas un plan de alimentación saludable y bajo en calorías								

TOTAL WELLNESS POINTS THIS WEEK:_____
TOTAL MILES WALKED THIS WEEK: _____

Registro de Bienestar Personal — Semana 6

	DOM	LUN	MART	MIER	JUEV	VIER	SAB	T
SUEÑO 7-8 hrs/día 2 puntos por cada día alcanzado								
AGUA 6-8 vasos/día 2 puntos por cada día alcanzado								
ACTIVIDAD FÍSICA 30-60 min/día 2 puntos por cada día alcanzado								
OBJETIVO PERSONAL _____ 2pts por cada día que Logres tu meta								
GRASAS SALUDABLES 1 pt / artículo/día, 4 puntos máximo • comer grasas saludables que incluyen 1 porción de nueces diariamente • evitar las grasas trans • limitan las grasas saturadas (menos más del 7% de cal.) • come un alimento rico en ácidos grasos n-3 (harina de lino 1T, nueces 1oz., Aceite de canola 1T)								
CARBOHIDRATOS SALUDABLES 1 pt / artículo / día, 4 puntos máximo • comer más de 5 porciones de frutas y verduras • comer más de 3 porciones de granos enteros (1 rebanada de pan, 1/2 C de cereal seco) • come una Porción (1 / 2C) de legumbres o tofu • límite alimentos con alto índice glucémico (pop, blanco pan, papas fritas, arroz blanco, pastelería, etc.)								
PESO SALUDABLE 4 pts por cada día que sigas un plan de alimentación saludable y bajo en calorías								

TOTAL WELLNESS POINTS THIS WEEK:_____
TOTAL MILES WALKED THIS WEEK: _____

Registro de Bienestar Personal — Semana 7

	DOM	LUN	MART	MIER	JUEV	VIER	SAB	T
SUEÑO 7-8 hrs/día 2 puntos por cada día alcanzado								
AGUA 6-8 vasos/día 2 puntos por cada día alcanzado								
ACTIVIDAD FÍSICA 30-60 min/día 2 puntos por cada día alcanzado								
OBJETIVO PERSONAL _____ 2pts por cada día que Logres tu meta								
GRASAS SALUDABLES 1 pt / artículo/día, 4 puntos máximo • comer grasas saludables que incluyen 1 porción de nueces diariamente • evitar las grasas trans • limitan las grasas saturadas (menos más del 7% de cal.) • come un alimento rico en ácidos grasos n-3 (harina de lino 1T, nueces 1oz., Aceite de canola 1T)								
CARBOHIDRATOS SALUDABLES 1 pt / artículo / día, 4 puntos máximo • comer más de 5 porciones de frutas y verduras • comer más de 3 porciones de granos enteros (1 rebanada de pan, 1/2 C de cereal seco) • come una Porción (1 / 2C) de legumbres o tofu • límite alimentos con alto índice glucémico (pop, blanco pan, papas fritas, arroz blanco, pastelería, etc.)								
PESO SALUDABLE 4 pts por cada día que sigas un plan de alimentación saludable y bajo en calorías								

TOTAL WELLNESS POINTS THIS WEEK:_____

TOTAL MILES WALKED THIS WEEK: _____

Registro de Bienestar Personal — Semana 8

	DOM	LUN	MART	MIER	JUEV	VIER	SAB	T
SUEÑO 7-8 hrs/día 2 puntos por cada día alcanzado								
AGUA 6-8 vasos/día 2 puntos por cada día alcanzado								
ACTIVIDAD FÍSICA 30-60 min/día 2 puntos por cada día alcanzado								
OBJETIVO PERSONAL _____ 2pts por cada día que Logres tu meta								
GRASAS SALUDABLES 1 pt / artículo/día, 4 puntos máximo • comer grasas saludables que incluyen 1 porción de nueces diariamente • evitar las grasas trans • limitan las grasas saturadas (menos más del 7% de cal.) • come un alimento rico en ácidos grasos n-3 (harina de lino 1T, nueces 1oz., Aceite de canola 1T)								
CARBOHIDRATOS SALUDABLES 1 pt / artículo / día, 4 puntos máximo • comer más de 5 porciones de frutas y verduras • comer más de 3 porciones de granos enteros (1 rebanada de pan, 1/2 C de cereal seco) • come una Porción (1 / 2C) de legumbres o tofu • límite alimentos con alto índice glucémico (pop, blanco pan, papas fritas, arroz blanco, pastelería, etc.)								
PESO SALUDABLE 4 pts por cada día que sigas un plan de alimentación saludable y bajo en calorías								

TOTAL WELLNESS POINTS THIS WEEK:_____
TOTAL MILES WALKED THIS WEEK: _____

Registro de Bienestar Personal — EN CURSO

Indicador de Salud	Valor Inicial	Valor Deseable	Mi Objetivo	Alcanzado (fecha)
Peso	_____		_____	_____
IMC	_____	IMC <25	_____	_____
Circunferencia de cintura	_____	V <37, M <32	_____	_____
Ejercicio	_____		_____	_____
min/sem, o	_____	150+ min/sem	_____	_____
miles/sem, o	_____	6-15+ miles/sem	_____	_____
pasos/día	_____	6,000-10,000+	_____	_____
Presión arterial	_____	<120/80	_____	_____
Colesterol	_____	<200	_____	_____
Otro	_____		_____	_____

NOTAS:

_____

_____

_____

_____

_____

NOTAS:

Vamos a Ejercitarnos

La recomendación es un mínimo de 30 minutos de ejercicio moderado durante seis días a la semana. Una regla general para entender el ejercicio moderado es el ejercicio que hace que sudes o ejercicio durante el cual no puedes cantar, pero aún puedes tener una conversación. Para una comprensión más técnica del ejercicio moderado, uno puede aspirar a alcanzar al menos el 75 por ciento de su frecuencia cardíaca máxima. Para descubrir esto, solo resta tu edad de 220; El número restante es la frecuencia cardíaca máxima. Ahora el objetivo es lograr el 75 por ciento de ese número. Digamos que tienes veinte años. Su frecuencia cardíaca máxima sería 200, pero la frecuencia cardíaca deseada para alcanzar sería el 75 por ciento de 200, que sería 150. Un programa de ejercicio adecuado debe incluir ejercicios destinados a mejorar la aptitud cardiorrespiratoria, así como la fuerza muscular, la flexibilidad y el equilibrio.

HACIENDO 30 MINUTOS de ejercicio físico moderado diariamente, podría añadir años a su vida.

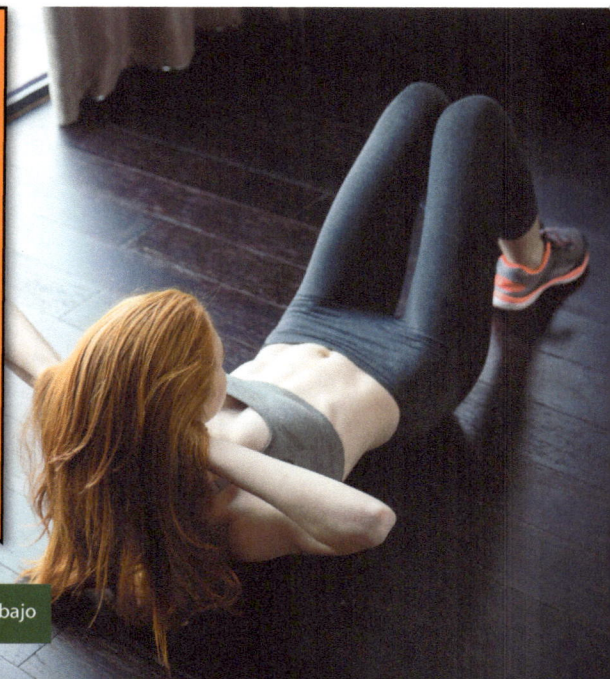

Flexiones Con Lagartijas

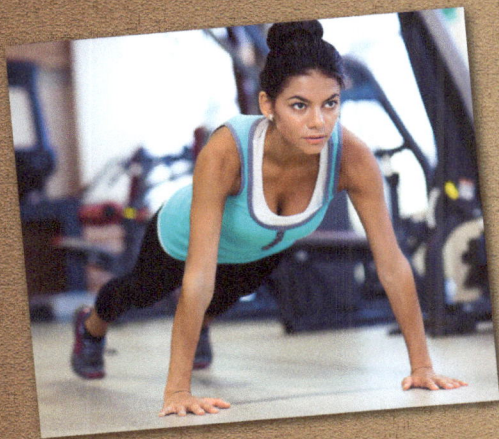

**Clasificación:
Fuerza/Estabilización**

Técnica: Comience por colocarse boca abajo con las manos en nivel del pecho, ligeramente más anchos que el ancho de los hombros. Extienda los brazo hasta que estén completamente extendidos, caderas neutrales, y espalda recta. Mantenga los pectorales y hombros rígidos o rectos después que extendió los brazos. Flexione los brazos nuevamente hasta llegar a la posición inicial. Repetir de 10-20 veces. Evite dejar caer la cabeza, arquear la espalda o elevar los hombros a la altura de los oídos.

Opcional: en la última repetición baje y apoye los codos en el suelo con las manos Paralelas a su cuerpo, cabeza recta, y dedos de los pies en el suelo. Sostener durante 10-30 segundos o tanto como sea posible. Evite bajar la cabeza, arquear la espalda o elevar los hombros a la altura de los oídos.

Enfriamiento: 10 minutos caminando, haciendo bicicleta o remando a ritmo lento.

Levantamiento de Balón Medicinal y Sentadilla

Técnica: colóquese de pie con los pies separados al ancho de la cadera. Sostenga la pelota medicinal con ambas manos a la altura de la cadera izquierda. Bájela hasta que realice un cuarto de sentadilla. Comience a ponerse de pie extendiendo las rodillas y caderas. Al mismo tiempo extienda el balón medicinal sobre cabeza realizando un movimiento en diagonal. Al final de este movimiento debería la pelota debe terminar sobre su hombro derecho. Complete de 10 a 20 repeticiones y cambie de lado.

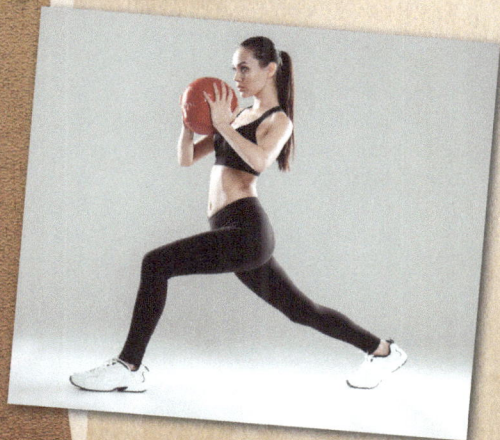

**Clasificación:
Fuerza**

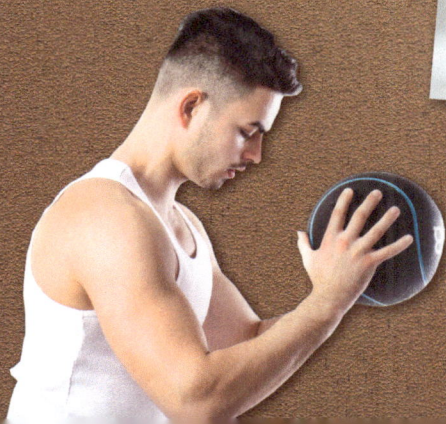

Patinaje Sobre Hielo

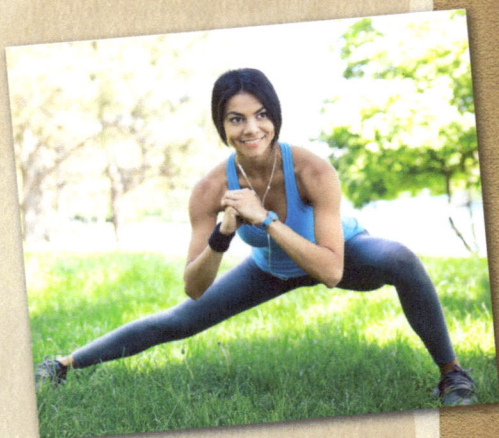

Técnica: pararse en una pierna. Saltando de lado a lado alternando las piernas como si estuviera saltando sobre la rama de un árbol. Balancee sus brazos de lado a lado por encima del hombro sinir más alto que la altura de la cabeza (mano opuesta a la pierna de apoyo), Las rodillas están ligeramente dobladas y el cuerpo bajo. Repita de 10 a 20 veces.

Clasificación:
Poder reactivo

Sentadillas Utilizando su Peso Corporal

Calentar: Cardiovascular: Caliente por 20 Minuto a caminando haciendo bicicleta o reme a ritmo moderado.

Técnica: colóquese de pie con los pies abierto al ancho de los hombros con los dedos de los pies señalado en línea recta. Manteniendo el tronco / torso en posición vertical. Doble las caderas hacia atrás y flexione las rodillas para iniciar la sentadilla. Baje hasta el punto en que su cuerpo pueda ser controlado, el objetivo es estar más bajo que el nivel de las rodillas. Extendienda las caderas, rodillas y los tobillos para volver a la posición de pie posición inicial.

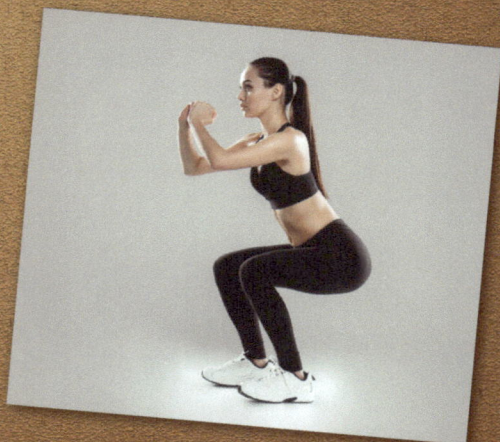

Clasificación:
Fuerza

Ejercicios Para Los Tríceps

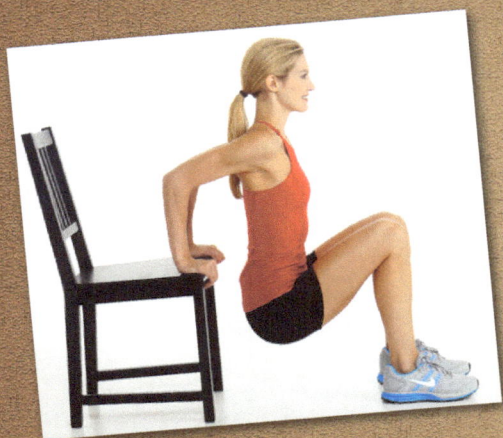

Siéntese sobre una silla, sus manos deben sujetar la silla a ambos lados de su cuerpo cerca de sus glúteos, doble las rodillas. Avance un paso hacia adelante hasta que sus glúteos queden fuera de la silla. Doble sus brazos a la altura de los codos y haga descender su cintura, baje hasta donde pueda. A continuación suba su cuerpo nuevamente hasta poner completamente derechos sus brazos.

Hágalo aun más fácil: Siéntese sobre la silla, tome unas pesas de mano y sosténgalas con ambas manos arriba de su cabeza con los brazos bien estirados, flexione sus brazos a la altura del codo hasta llevar la pesa a la parte de atrás de su cabeza a la altura de la nuca. Vuelva a la posición inicial. Repita.

**Objetivo:
tríceps y hombros**

Alternando Flexiones de Piernas Hacia Adelante Con Giros de Mancuernas

Agarre una mancuerna en cada mano y sosténgalas de lado. Manténgase recta con los pies juntos, la espalda recta y los abdominales contraídos. Permita que sus brazos se extiendan completamente hacia los lados de su cuerpo.Mientras mantiene su cuerpo recto, dar un paso adelante, luego doblar la cintura y la rodilla en una estocada. A medida que vas a la curva de la hendidura los brazos hacia arriba hacia los hombros contrayendo los bíceps. Vuelva a la posición inicial y cambie de pierna. Repita el proceso para el número de repeticiones y conjuntos que desee.

Hágalo aun más fácil: Haga el ejercicio sin usar mancuernas o pesas. Absténgase de dejar caer la pierna y la rodilla al suelo.

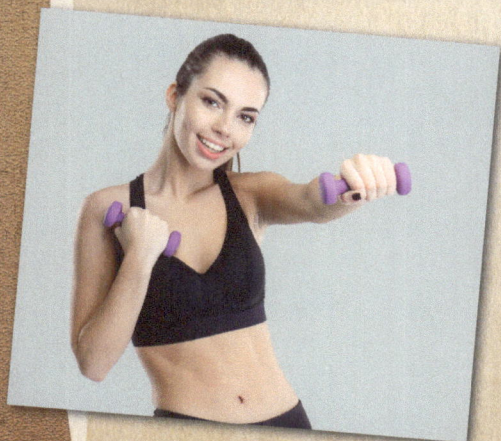

**Objetivo:
glúteos, piernas y bíceps**

Lagartijas Apoyadas en Las Rodillas Con Puño

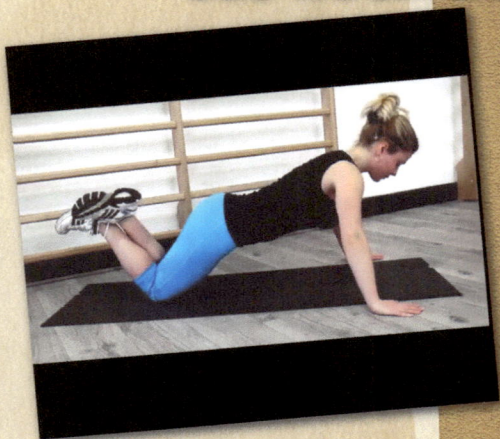

Comience en la posición para hacer lagartijas pero en ésta versión modificada, apoyara ambas rodillas en el suelo. Flexione los brazos a la altura de los codos hasta llevar su pecho hasta el suelo. Vuelva a la posición inicial pero esta vez extienda completamente el brazo derecho hasta la altura del hombro como tirando un puñetazo. Continúe alternando los brazos (izquierdo y derecho), con cada repetición.

Hágalo aun más fácil: Omita la parte del puño.

**Objetivo:
pecho, hombros, brazos y tronco**

EJERCICIO EXTRA: Salto Con Las Piernas Abiertas

Comience por colocar separando sus pies entre 60 a 90 centímetros uno delante del otro, flexione las rodillas, la delantera en ángulo de 90 grados y la trasera ligeramente rosando el suelo. A continuación salte y cuándo este en el aire invierta la posición de las piernas (la de adelante pásela hacia atrás y le dé atrás hacia adelante), cuando caiga flexione ligeramente las rodillas hasta llegar a la posición inicial.

Hágalo aun más fácil: Simplemente omita la parte del salto.

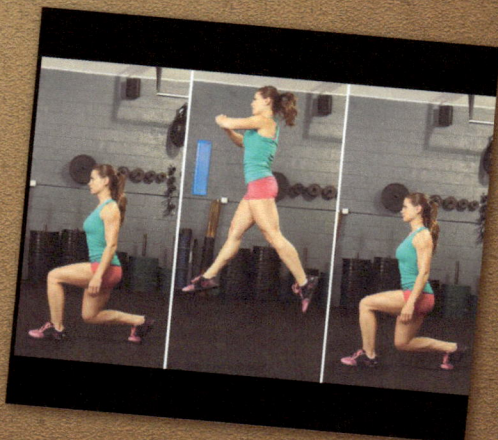

**Objetivo:
glúteos y piernas**
(Aumente su ritmo cardíaco)

Sentadillas Apoyándose en la Pared

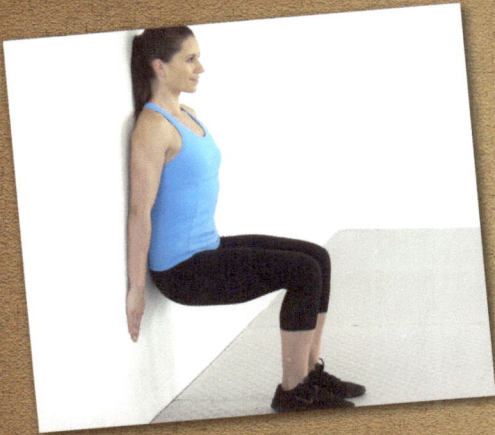

Párese derecho con sus piernas ligeramente más anchas que sus hombros apuntando los dedos de los pies hacia afuera.

Una vez colocado, enfoque su balance en los talones y baje haciendo sentadillas como se observa en la foto. Déjese caer hasta que las rodillas formen un ángulo de 90 grados.

Ejecutar 10-20 repeticiones por set o serie. A medida que el musculoso gane fuerza y/o resistencia aumente los sets y repeticiones.

Lagartijas

Acuéstese en el piso y coloque las manos ligeramente más separadas que el ancho de sus hombros.

Coloque los pies juntos, los brazos y piernas deben estar rectos: tu cuerpo debe ser una línea recta desde la cabeza hasta los tobillos.

Manteniendo los codos en dirección hacia los lados, baje el pecho hasta unos 3 centímetros por encima del piso y luego regresa. Esa es una repetición.

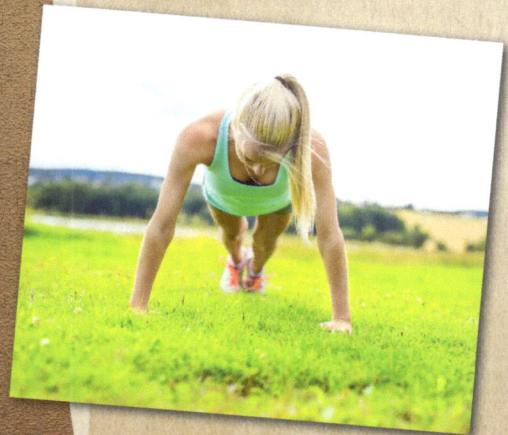

Ejercicio Del Tablón o Plancha

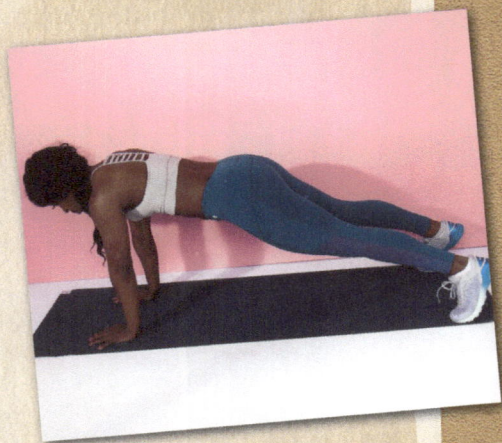

En posición boca abajo, apoyarse sobre los antebrazos manteniendo las piernas estiradas y ligeramente estiradas, formando una línea recta con todo el cuerpo.

Contraer voluntariamente los músculos del abdomen; mantenga esta posición por lo menos 15 segundos.

Relajar los músculos abdominales y regresar a la posición inicial o de reposo.

Repeticiones recomendadas:
Principiantes: 15 segundos x 3 series.
Intermedio: 30 seg. x 3 series.
Avanzado: 60 seg. x 4 series.

Levantamiento de Glúteos (puente)

Acostarse en el suelo sobre la espalda con las manos a los lados del cuerpo y rodillas dobladas. Tus pies debe separarse con la misma anchura de los hombros. Este es la posición de comienzo.

Empújese hacia arriba apoyándose con los talones, levante las caderas del suelo mientras mantiene la espalda recta. Una vez arriba, mantenga esta posición por un segundo.

Vuelve a bajar lentamente hasta la posición inicial.

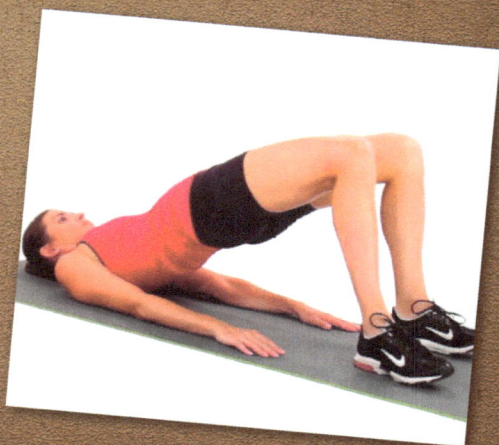

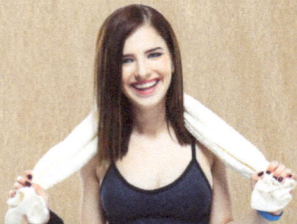

Zancadas Para Caminar

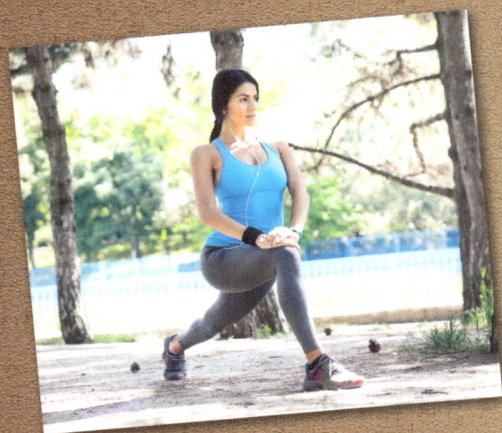

Comience el movimiento de pie con las piernas a la distancia de la cadera. De un paso largo hacia delante con la rodilla derecha, mientras te desplazas hacia abajo con la rodilla derecha a 90 grados (no permitas que la rodilla pase por delante del pie derecho), tu rodilla izquierda debería tocar el suelo. Vuelva a la posición de pie y repita ahora con la pierna izquierda.

Rotación Del Pase de Pecho

Comience de pie con el cuerpo girado en un ángulo de 90 grados desde una pared. Coloque los pies separados a la altura de los hombros y apuntando directamente. Sostenga la pelota medicinal con ambas manos al nivel del pecho con los codos flexionados. Inicie el movimiento contrayendo sus glúteos y gire su cuerpo rápidamente hacia la pared, girando la pierna hacia atrás a medida que su cuerpo gira. Use toda su parte superior del cuerpo para empujar y lanzar la pelota hacia la pared lo más fuerte posible. No permita que sus hombros se encojan de hombros mientras lanza la pelota. Atrape la pelota y repita lo más rápido posible en forma.

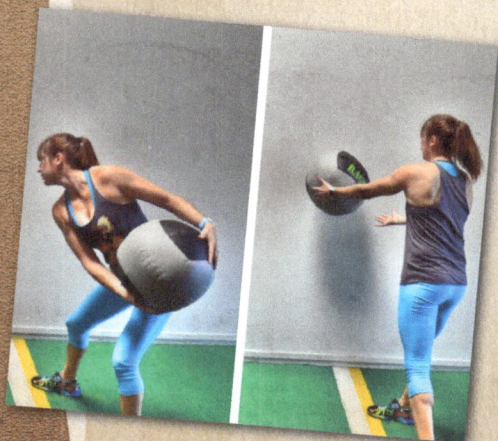

Step Up Multiplanar

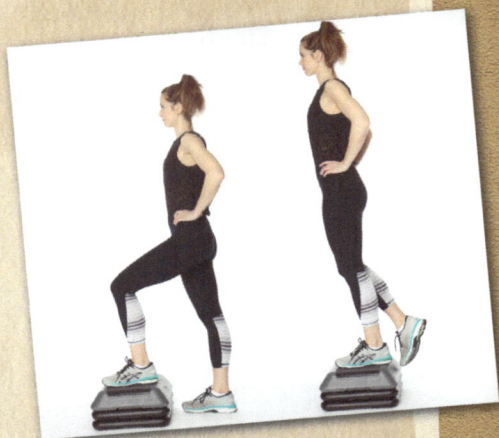

Comience parándose frente a una caja o plataforma con los pies separados a la anchura de los hombros y apuntando en línea recta (las caderas deben estar en una posición neutral). Levante una pierna directamente al lado de la pierna de equilibrio, salta hacia arriba y aterriza en la parte superior de la caja en una pierna. Mantenga durante 3-5 segundos. Repetir.

Avanzado: Use el mismo formato para saltar adelante y lateral (izquierda y derecha).

Levantamiento de Peso Muerto en Una Sola Pierna

Comience parándose con los pies separados a la anchura de los hombros y apuntando hacia adelante (las caderas deben estar en una posición neutral). Levante una pierna directamente al costado de la pierna equilibrada, inclínese hacia adelante desde la cintura y lentamente baje la mano hacia los dedos de la pierna en la que se encuentra apoyado (mantenga la columna vertebral en una posición neutral y evite encorvarse). Lentamente, párate en posición vertical activando los músculos abdominales y los glúteos. Repita con la pierna opuesta.

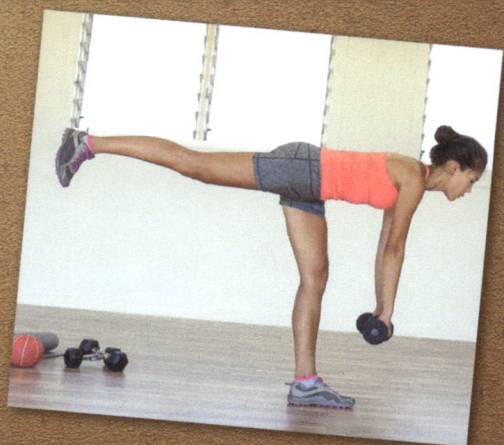

Avanzado: Agregue pesas ligeras.

Flexiones en Cuclillas

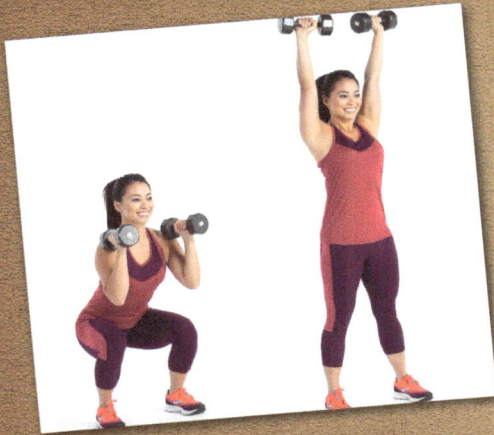

Comience de pie con los pies separados al ancho de los hombros con mancuernas sobre los hombros. Póngase en cuclillas manteniendo la espalda plana y las rodillas a la misma altura de los dedos de los pies. (El objetivo es que los Glúteos terminen más abajo o en paralelo con las rodillas. Apoyese en los talones para ponerse de pie mientras levanta las mancuernas hasta que los brazos queden completamente extendidos. Vuelve a la posición inicial y repita.

Objetivos:
Glúteo & Isquiotibiales
(músculos situados en la parte posterior del muslo) Cuádriceps, Hombros

Lagartijas Con Topes en Ambos Hombro Alternándolos

Comience poniéndose en posición de flexión o lagartija con las manos separadas al ancho de los hombros y con las piernas rectas hacia atrás y los brazos completamente extendidos. Manteniendo las caderas levantadas del piso, levante la mano derecha y tóquese el hombro izquierdo. Asegúrate de que su cuerpo y glúteos no caigan hacia el suelo y el cuerpo permanezca en posición recta. Regrese al inicio y repita con el otro brazo. Los conjuntos se pueden hacer por tiempo o repeticiones.

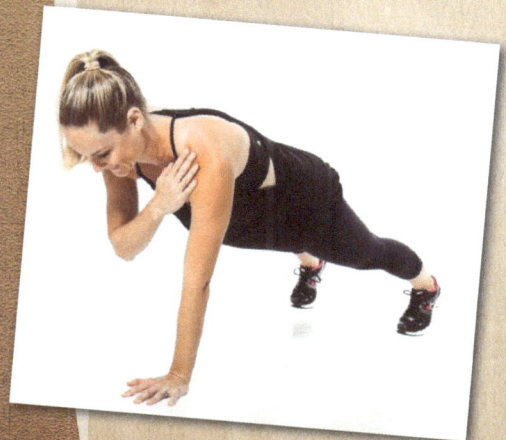

Objetivos:
Núcleo, Hombros, Glúteo, Isquiotibiales y Cuádriceps

Patada de Tijera

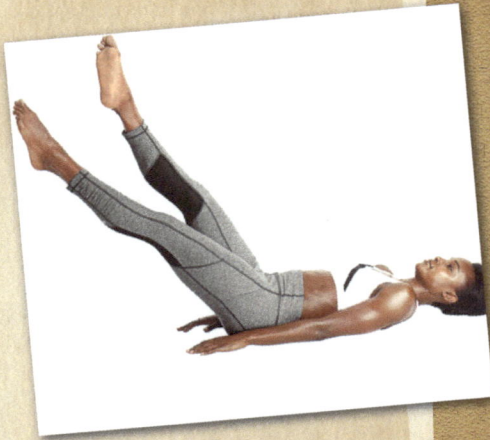

Comience acostado de espaldas con las piernas extendidas frente a usted y los brazos a los lados, con las palmas hacia abajo. Manteniendo las piernas rectas con las rodillas ligeramente flexionadas, levante una pierna hacia arriba hasta que esté en un ángulo de 45 grados y los dedos del pie apuntando hacia el techo. Baje la pierna que tiene levantada mientras levanta la otra, manteniendo los talones a unas cuantas pulgadas del suelo en todo momento. Respirando regularmente, continúe alternando las piernas en este movimiento de tijera. Los conjuntos se pueden hacer por tiempo o repeticiones.

Objetivos:
Núcleo Corporal

Remo Horizontal Con Mancuerna

Comience con una pesa en cada mano con las palmas mirando al cuerpo, doble las rodillas ligeramente y lleve el torso hacia adelante doblándose en la cintura; asegúrese de mantener la espalda recta hasta que esté casi paralela al piso. Los pesos deben colgar directamente frente a usted, ya que sus brazos cuelgan perpendiculares al piso y al torso.Mientras mantiene el torso inmóvil, levante las pesas al lado del cuerpo (exhale), manteniendo los codos cerca del cuerpo. En la parte superior del movimiento, aprieta los músculos de la espalda.Baje lentamente el peso nuevamente a la posición inicial mientras inhala. Repita para la cantidad recomendada de repeticiones.

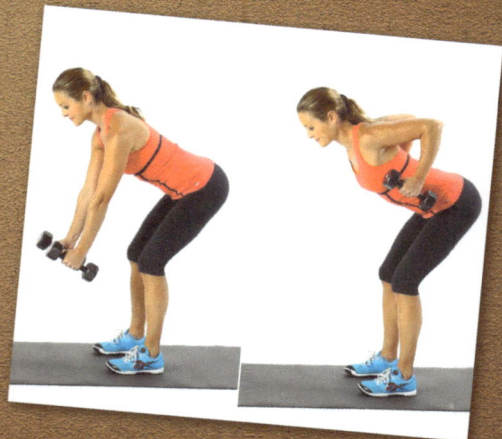

Objetivos: Trapecio Medio y Romboides, Bíceps, Erector Espinal

NOTAS:

Hoja de Planificación del Trabajo

Actividades que deseo incluir en mi programa de ejercicios:

- ❏ Caminar
- ❏ Trotar
- ❏ Ciclismo
- ❏ Nadar
- ❏ Correr

- ❏ Sentadillas
- ❏ Abdominales
- ❏ Levantar Pesas
- ❏ Excursionismo
- ❏ Otro _____

Duración (tiempo por sesión): _____

Hora del día que planeo hacer ejercicio: _____

Frecuencia (tiempo por semana): _____

Intensidad:

❏ Ritmo fácil   ❏ Ritmo moderado   ❏ Ritmo vigoroso

Ejercicios en millas por semana:

❏ 6 millas de ejercicio por semana	**Total** ejercicio en millas por semana :_____
❏ 10 millas de ejercicio por semana	
❏ 15 millas de ejercicio por semana	**Número de pasos diarios:** _____
❏ 20 millas de ejercicio por semana	(si usa podómetro)

Mi Objetivo (objetivo a alcanzar en 6 a 10 semanas)
Escriba y sea específico: _____
_____
_____
_____

Recompensa por alcanzar mi objetivo: _____
_____

Registro de Actividad Física

Sem	Lun	Mar	Mrc	Jue	Vie	Sab	Dom	Semanas de ejercicio en millas	Peso
1									
2									
3									
4									
5									
6									
7									
8									

NOTAS:

CONCLUSION

Sin lugar a dudas, son muchos los desafíos que enfrentamos cada día, en el ambiente familiar, laboral y personal. Es por esa razón que a través del presente Manual de Ejercicios y Nutrición he intentado contribuir de alguna manera, a facilitar su estilo de vida, compartiendo recetas saludables y ejercicios prácticos que puestos en práctica ayudaran a mejorar su salud.

Recuerde que la salud es "Una elección, no un destino", por lo tanto; persevere cada día hasta fortalecer sus buenos hábitos de alimentación y la práctica regular de hacer ejercicio físico. Si usted y su familia incorporan estos buenas practicas, podrán experimentar sus beneficios no solo en el presente, sino que en el futuro podrán disfrutar de una mejor calidad de vida.

www.ingramcontent.com/pod-product-compliance
Lightning Source LLC
Chambersburg PA
CBHW041215270326
41930CB00001B/24